Pfeiferauchen leicht gemacht

Otto Pollner

Pfeiferauchen leicht gemacht

Die richtige Art, Tabak zu genießen

FALKEN

CIP-Titelaufnahme der Deutschen Bibliothek

Pollner, Otto:
Pfeiferauchen leicht gemacht: die richtige Art, Tabak zu genießen / Otto Pollner. [Zeichn.: Brigitte Braun-Dähler]. – Niedernhausen/Ts.: FALKEN, 1989
(FALKEN Bücherei)
ISBN 3-8068-1026-5

ISBN 3 8068 1026 5

Titelbild: Otto Pollner, Bünde
Fotos: Austria-Tabak-Museum, Wien: 13, 18, 21 r., 41 u.
Deutsches Tabakforum, Bonn: 84
Deutsches Tabakmuseum, Bünde: 10, 11 r., 23
Deutsches Tabakmuseum, Bünde (Foto: Ludwig Bartling): 95
Deutsches Tabakmuseum, Bünde (Fotos: Otto Pollner): 15, 20 r., 40 u.
Johann Wilhelm von Eicken, Lübeck: 86 o. l., 86 u. l., 86 o. r., 87 u. l., 87 o. r., 88, 94 o.
Anton Manger, Wollbach/Rhön: 26, 96
Siegfried Meiners, Bayreuth: 16, 103
Museum für Völkerkunde, Wien (Foto: F. Mandel): 8
Niemeyer-Museum, Groningen (Holland): 98 u.
Otto Pollner, Bünde: 12/13, 17, 19, 20 l., 21 l., 24, 27, 28, 29, 30, 31, 32, 33, 34, 35, 36, 37, 39, 40 o., 41 o., 42, 43, 44, 45, 46, 47, 48, 49 u. r., 49 o. r., 50, 51, 52, 53 l., 54, 56 o., 57, 58/59, 62, 63, 64, 65, 66, 67, 68, 69, 70, 72, 75, 77, 78, 79, 80, 82, 83, 85, 86 u. r., 87 o. l., 87 u. r., 90, 92, 93, 94 u., 97, 98 o., 100, 106, 107, 108, 109
Stanwell, Borup (Dänemark): 52 o. l., 56 u., 76
Topkapi-Museum, Istanbul (Foto: Otto Pollner): 42 l.
Tuxedo Vertriebs GmbH, Hamburg (Foto: Otto Pollner): 49 u. l.
Vauen, Nürnberg (Werksfoto): 47
Zeichnungen: Brigitte Braun-Dähler, Bad Schwalbach

Satz: LibroSatz, Kriftel
Druck: Auer, Donauwörth

817 2635 4453 6271

Inhalt

Vorwort

Niemand kann ohne entsprechendes Wissen und ohne fremde Hilfe ein Sachbuch schreiben. Auch 45 Jahre Erfahrung in der Pfeifen- und Tabakbranche reichen allein nicht aus, bieten aber viele Möglichkeiten zu Gesprächen mit Fachleuten, die das Wissen festigen und erweitern. Schwierige Fragen interessierter Kunden veranlaßten mich, den Dingen auf den Grund zu gehen. Vielen Kollegen bin ich daher zu Dank verpflichtet, ebenso Museumsleitern, Herstellern, Tabakpflanzern und anderen Experten, denen ich im In- und Ausland begegnet bin.
Bücher über Pfeifen und Tabak gibt es im Überfluß, die meisten davon sind ausgezeichnet. Von wenigen Ausnahmen abgesehen waren die Autoren Journalisten, die durch langjährigen Umgang mit der Pfeife sachverständig wurden. Ich dagegen gehöre der selten gewordenen Spezies der Pfeifendrechsler an. Wenn Sie weiter erfahren, daß ich seit über vier Jahrzehnten Pfeifenraucher bin und die Grenzen zwischen Beruf, Steckenpferd und Leidenschaft längst verwischt sind, müßte der Kontakt zu Ihnen, falls Sie Pfeifenraucher sind oder werden wollen, hergestellt sein. Liebe zum »braunen Gold«, zur Pfeife und zu allem, was dazugehört, haben mich veranlaßt, meine Erfahrungen dem interessierten Leser weiterzugeben.
Pfeife und Tabak sind Teil unserer Kulturgeschichte, das können auch Nichtraucher kaum bestreiten. Leider aber hat sich aus dem kultivierten Tabakgenuß ein Massenkonsum entwickelt, dem wir nur durch gepflegte Rauchgewohnheiten Einhalt gebieten können. Ohne Aufklärung erreichen wir dieses Ziel nicht. Solche Aufklärung ist auch der Sinn dieses Buches.
Um den Anschluß an die kultivierten Rauchgewohnheiten von einst zu finden, ist Pfeiferauchen die bessere Alternative. Die Umständlichkeit dieser Genußform, die auch eine Beherrschung der Rauchtechnik voraussetzt, hält viele Zigarettenraucher vom Umsteigen ab. Sie übersehen, daß in der geringeren Bequemlichkeit der Hauptnutzen liegt – man raucht weniger. Ein weiterer Vorteil ist, daß echte Pfeifenraucher nicht inhalieren.
Pfeiferauchen – leicht gemacht, steht das nicht im Widerspruch zum Umfang des Buches? Keineswegs. Man könnte zwar auf wenigen Seiten die wichtigsten Regeln für ein genußvolles Pfeiferauchen unterbringen, aber ich gehe davon aus, daß der interessierte Anfänger mehr wissen will als das unbedingt Nötige. In diesem Sinne hoffe ich, auch vielen »alten Hasen« noch etwas bieten zu können.
Noch ein Wort an die Nichtraucher. Seit einigen Jahren stehen die Raucher im Kreuzfeuer der Kritik, die nicht immer sachlich geführt wurde, aber in ihren Wurzeln nicht unbegründet ist. Die Rauchkultur des 19. Jahrhunderts wurde durch moderne Gewohnheiten verdrängt. Die Wiedererlangung gepflegter Rauchmanieren sollte die Antwort auf die Anti-Raucher-Kampagnen sein, um Spannungen zwischen Rauchern und Nichtrauchern abzubauen. Dieses Buch soll ein kleiner Beitrag in dieser Richtung sein. Es wäre wünschenswert, wenn auch Tabakgegner die wichtigsten Kapitel dieses Buches lesen würden, um Vorurteile zu revidieren und durch Erweiterung der Kenntnisse auf diesem Gebiet mehr Verständnis für die Passion der Pfeifenraucher aufbringen zu können.
Bünde,
im Frühjahr 1989 Otto Pollner

Tabakgenuß – einst und jetzt

Der Pfeifenraucher

Bevor ich zum Ursprung und der Verbreitung der Pfeife komme, sei eine Bemerkung zum Verhältnis zwischen Raucher und Pfeife gestattet. Es gibt allerlei Dinge, für die ein Mann sich begeistern kann. Gemeint sind hier Freizeitbeschäftigungen wie zum Beispiel das Fußballspiel, der Umgang mit einer elektrischen Eisenbahn oder das Autofahren. Das »Kind im Manne«, wie man treffend sagt, ist vielleicht die Triebfeder für die Begeisterung, die für die »schönsten Nebensächlichkeiten« im Leben aufgebracht wird. Bei den genannten Beispielen ist die *Tätigkeit* das Wesentliche – eine enge Bindung an den *Gegenstand* der Beschäftigung besteht im allgemeinen nicht, wenn wir einmal vom Auto absehen wollen. Aber auch das wird schließlich verkauft, wenn es seine Schuldigkeit getan hat.

Wie völlig anders ist das Verhältnis eines passionierten Rauchers zu seinen Pfeifen! Selbst zu einem kostbaren Feuerzeug wird er nicht die enge Beziehung eingehen wie zu einer Bruyère- oder Meerschaumpfeife, die ihm vielleicht schon über Jahre gute Dienste geleistet hat. Das muß schon immer so gewesen sein, wie anders sollte man sonst die mit viel Liebe und Akribie ausgeführten Arbeiten an den Pfeifen aller Völker und Epochen verstehen?

Das Wort Pfeife (engl. = pipe) wird von dem lateinischen Wort *pipa* abgeleitet, was soviel wie Röhre bedeutet. Ob die alten Römer derartige Rauchgeräte benutzt haben, ist nicht bekannt.

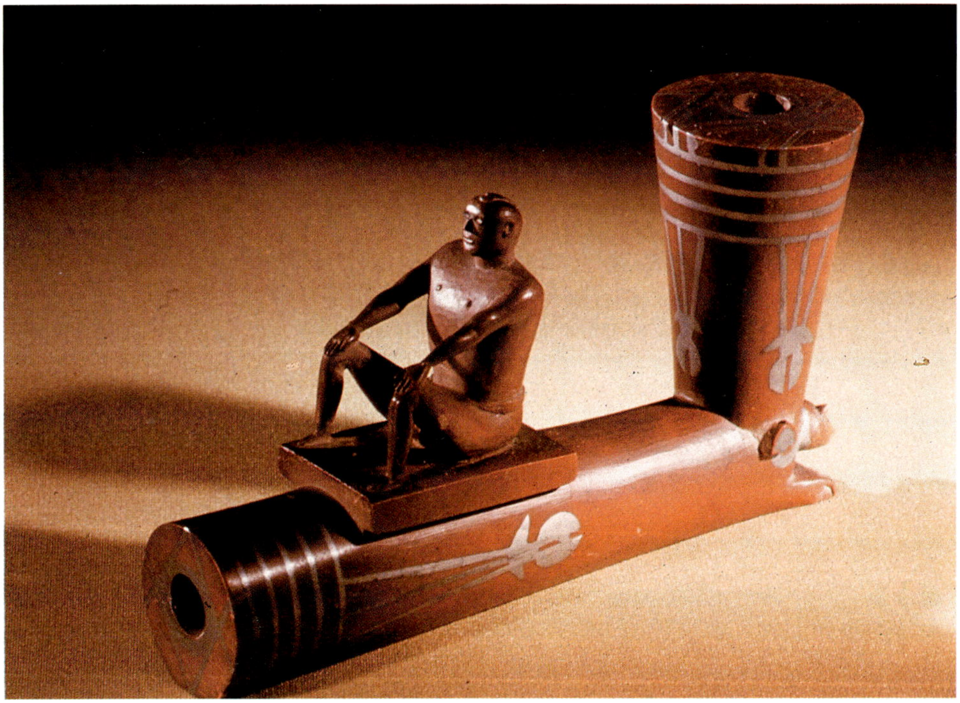

Kopf eines Kalumetts aus Cattinit, Dakota

Ursprung und Verbreitung

Lange bevor in Europa Tabak und Pfeife bekannt wurden, benutzten viele Völker anderer Erdteile Rauchgeräte, sehr oft lagen hier religiöse oder kultische Motive zugrunde. Die Art des Rauchens, so wie wir sie kennen, in welcher Form und zu welchem Zweck auch immer, hat dagegen seinen Ursprung in der Alten Welt.
Wenn auch die Anfänge der Rauchzeremonien im dunkeln liegen, so sind sich die Historiker doch einig, daß der Ursprung des Tabakrauchens in der Neuen Welt, in Amerika, zu suchen ist. Vieles deutet darauf hin, daß die Tabakpflanze zuerst in Zentralamerika benutzt wurde – vorwiegend zu kultischen Zwecken. Immerhin stammen die ältesten Abbildungen rauchender Priester aus dem Herrschaftsgebiet der Mayas, dem heutigen Mexiko. Höchstwahrscheinlich hat sich von dort aus die Sitte des Tabakrauchens nach Nord- und Südamerika sowie auf die Inselwelt der Karibik ausgebreitet. Hier lernten die Europäer die verschiedenen Verwendungsarten der Tabakblätter kennen.
Die ersten Seefahrer aus der Alten Welt, die mit tabakrauchenden Indios in Berührung kamen, waren Spanier unter Kolumbus. Bei der Entdekkung Mittelamerikas im Jahr 1492, das sie für Westindien hielten, lernten sie – bei zunächst friedlichen Kontakten – eine neue Genußform kennen. Aus getrockneten Blättern wurden karottenförmige Rollen gefertigt. Diese wurden angezündet und der Rauch – zur Verwunderung der Konquistadoren – in den Himmel geblasen. Die Bezeichnung »Tabaco« für die langsam verglimmenden Rollen hielten die Spanier irrtümlich für den Namen des duftenden Krautes; er wurde später als botanischer Artname für die Pflanze übernommen *(Nicotiana tabacum)*.
Neben dieser Urzigarre lernten die Entdecker auf den Inseln der Karibik bald verschiedene Pfeifenformen kennen, aus denen die Eingeborenen getrocknete Blätter des Tabaks rauchten. Später, bei der Eroberung des Festlandes, sahen sie dann bei den Prärieindianern das interessanteste Rauchgerät – das *Kalumet.* Als Friedenspfeife durfte es nur für das zeremonielle Rauchen benutzt werden.
Bereits 1519 kam der erste Tabak nach Europa. Kurz darauf fiel die Pflanze mit der hübschen Blüte einem gewissen Jean Nicot, seines Zeichens französischer Gesandter am Hof in Lissabon, auf. Er benutzte sie als Zierpflanze in seinem Garten und sorgte für ihre Verbreitung, indem er Samen an den französischen Hof schickte. Obwohl er den wahren Wert der Blätter verkannte, geht die botanische Bezeichnung »Nicotiana« auf seinen Namen zurück.
Jean Nicot hat seine Zeitgenossen dazu gebracht, daß sie sich mit der Pflanze beschäftigten. Die getrockneten und geriebenen Blätter wurden zunächst als Allheilmittel angepriesen. Schon bald aber merkte man, daß die Pflanze nicht hielt, was man sich von ihr versprochen hatte. Bald kam jedoch eine neue Genußform in Mode: das Schnupfen des Tabakpulvers. Es wurde schnell hoffähig, und besonders in Frankreich besaß bald jeder, der etwas auf sich hielt, eine Tabatiere (Schnupftabakdose).
Um 1550 kam der Tabak nach England. Während man auf dem europäischen Kontinent die Pflanze anfangs als Heilmittel ansah und viel damit herumexperimentierte, haben die Briten die Blätter des Tabaks früh als Quelle neuer Freuden erkannt. Das war bei ihrem Sinn für alles Praktische naheliegend; außerdem hatten ihre Seefahrer in der Neuen Welt genügend Raucher gesehen.

Tonpfeifen

Geschichte

Viele Töpfereibetriebe in England begriffen schnell, daß sich ihnen mit der Tonpfeifenherstellung eine neue Einnahmequelle eröffnete, zumal die aus Westindien importierten Pfeifen auf der langen Schiffsreise häufig zu Bruch gingen. Im Gegensatz zu anderen Ländern, wo »Tabaktrinken« bald als teuflische Sitte galt, erhielt das Pfeiferauchen in England starken Auftrieb durch den Einfluß des bedeutenden Seefahrers und Günstlings Königin Elisabeth I., Sir Walter Raleigh. Er fand großen Gefallen am Rauchen, und es gelang ihm, das Rauchen hoffähig zu machen. Bald gehörte es in der feinen englischen Gesellschaft zum guten Ton, eine Tabakpfeife zu rauchen.

Der Gegenschlag erfolgte, als Jakob I. in England den Thron bestieg. Sein Kampf gegen das Rauchen fand seinen literarischen Niederschlag in einem Pamphlet, dem »Minocapnus«. Aber auch Jakob I. konnte die Verbreitung des Tabaks nicht verhindern, ebensowenig wie die Einführung der Tabaksteuer durch seinen Nachfolger König Karl I. Die Erkenntnis, daß man von den Rauchern hohe Abgaben fordern kann, um die Staatsfinanzen aufzubessern, setzte sich bald danach in allen Ländern durch.

Die Verfolgung der Tabakfreunde erlebte im 17. Jahrhundert ihren Höhepunkt. Am schlimmsten erging es ihnen in Rußland und im Herrschaftsbereich des türkischen Sultans. Folterungen und die Todesstrafe sind historisch belegt. Während in Nordeuropa (England und Holland) anfangs nur Tonpfeifen aus einem Stück hergestellt wurden, deren spätere ausgereifte Formen Vorbild für die modernen Bruyèrepfeifen waren, hat man im östlichen Mittelmeergebiet (Türkei) vorwiegend mehrteiligen Tonpfeifen den Vorzug gegeben. Sie waren Vorläufer der späteren Gesteckpfeifen aus Ton, Holz und Meerschaum.

Bekannte frühe Pfeifenbäckerzentren waren Broseley, Winchester und Staffordshire. Die Pfeifen, die im letzten Drittel des 16. Jahrhunderts dort entstanden, hatten faßförmige, nach vorn geneigte Köpfe, deren Unterteil meist als Fuß ausgebildet war, aus dem sich bei späteren Modellen der sogenannte *Hilgen* entwickelte.

Infolge der hohen Tabakpreise, bedingt durch die Monopolstellung der Spanier im 16. Jahrhundert, waren die Tonpfeifenköpfe anfangs sehr klein und schlicht in der Ausführung; Verzierungen kamen erst später hinzu. Dafür haben die berühmten Pfeifen aus Staffordshire verschlungene Rohre von oft enormer Länge.

Am Ende des 16. Jahrhunderts gab es in England zahlreiche Tonpfeifenhersteller. Wegen der intoleranten Haltung Jakobs I. gegenüber den

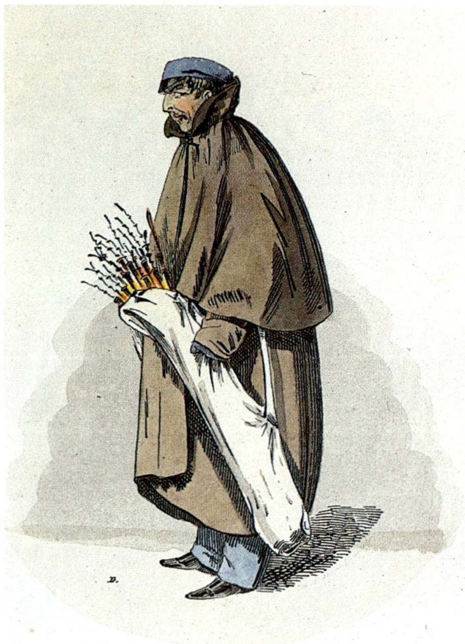

Pfeifenverleiher um 1850, Deutschland

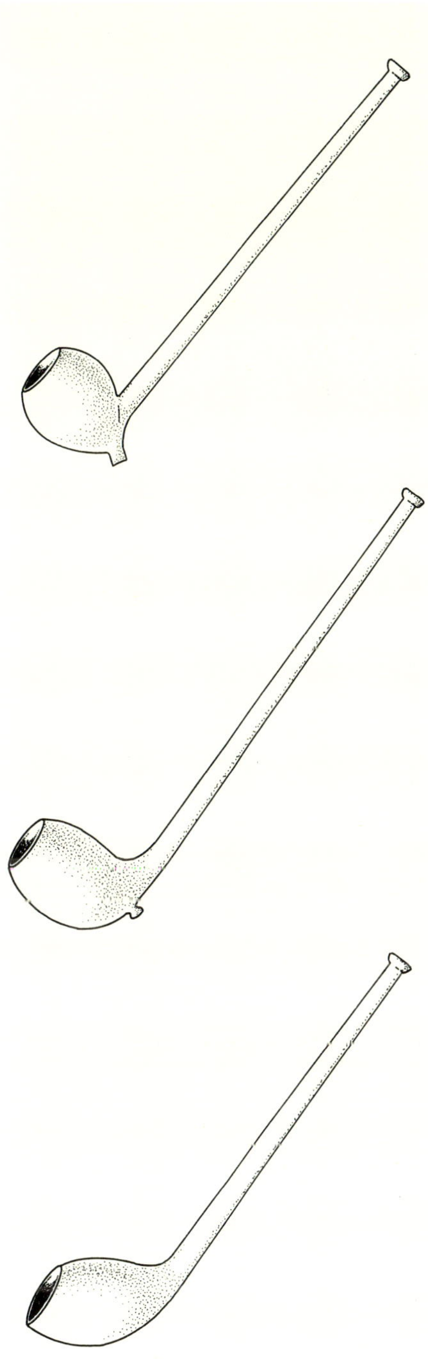

Verschiedene Tonpfeifenmodelle. Die beiden oberen sind mit einem Fuß, dem sogenannten Hilgen, ausgestattet

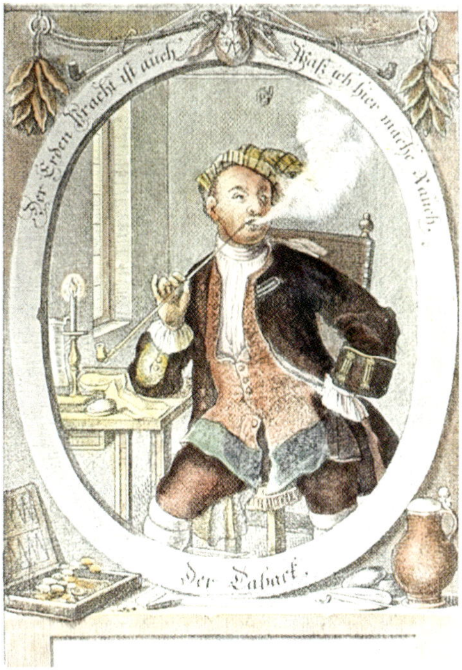
Der Erden Pracht ist auch
Was ich hier mache Rauch.
Der Tabak.

Tonpfeifenraucher um 1770

Katholiken und Puritanern emigrierten zahlreiche Engländer nach Holland, unter ihnen auch etliche Pfeifenbäcker, die sich vor allem in Gouda niederließen. Hier entstand das größte europäische Pfeifenzentrum, das lange Zeit seine dominierende Stellung behielt. Angeregt durch englische Emigranten, gingen bald auch etliche holländische Töpfer dazu über, Tonpfeifen herzustellen. Im Jahre 1660 wurde dann auch eine eigene Gilde gegründet.

Die Konkurrenz, die den Engländern in Gouda erwuchs, wurde bereits erwähnt. Zunächst wurde in Gouda nach englischen Vorbildern gearbeitet, später entstanden Pfeifen mit verzierten Köpfen. Eine besondere Spezialität der Goudaer Pfeifenmacher waren die »Doorroker« (Durchraucher), bei denen nach längerem Gebrauch ein Bild auf dem Pfeifenkopf erschien. Die Abbildung wurde vor dem Glasieren mit Kieselsäure aufgetragen. Sie wurde erst sichtbar, wenn die Pfeife nachdunkelte; die mit Kieselsäure behandelten Stellen blieben hell.

Aus den anfänglich schlichten Pfeifenformen entwickelten sich nach und nach auch Modelle mit figürlichen Darstellungen.

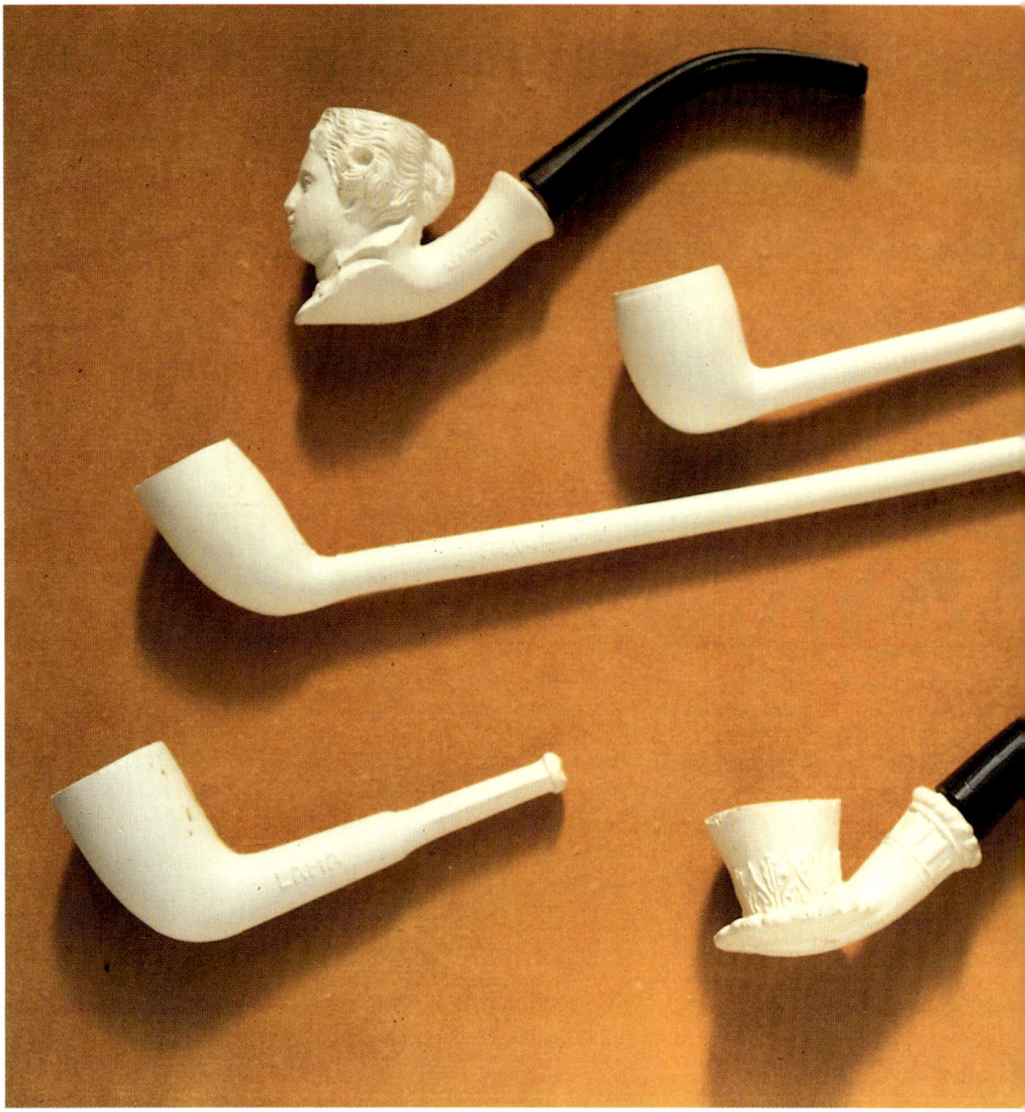

Zeitgenössische Pfeifen, nach historischen Vorbildern hergestellt (oben: französisches Modell, vor dem Ersten Weltkrieg; oben rechts: typisch deutsche Pfeife; Mitte: Pfeife aus Holland; links unten: englische Tonpfeife; rechts unten: türkische Tonpfeife, dem Tschibuk nachgeahmt)

So wurden die Pfeifen aus Gouda bald ebenso berühmt wie der dort hergestellte Käse.
Für Sammler sind die Hauszeichen interessant, mit denen die Tonpfeifen in England bereits sehr früh signiert wurden. Anhand der Namen lassen sich meist Alter und Herkunft der Stücke bestimmen. In Gouda gab es bereits ab 1625 ein gut entwickeltes Markenzeichenrecht. Später wurden die Marken der Tonpfeifenmeister auf großen Tafeln im Gildehaus ausgehängt.
Jenseits der Grenze, zunächst im Kölner Raum, später auch im Westerwald und weiter östlich, versuchte man, es den Holländern gleichzutun. Manufakturen entstanden in Höhr-Grenzhausen, Meißen, Ruhla, Stettin, Königsberg, Waldenburg und Hannoversch Münden.

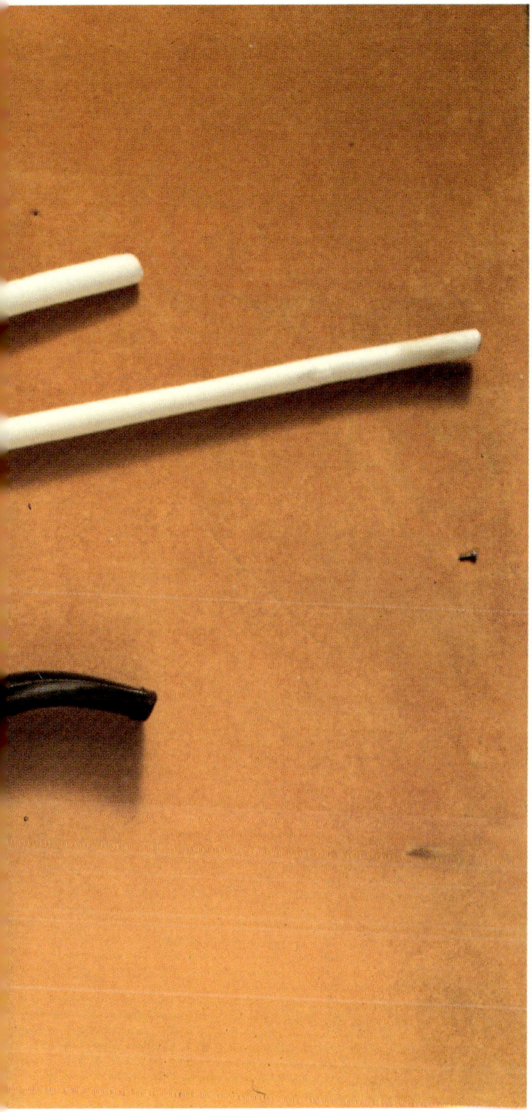

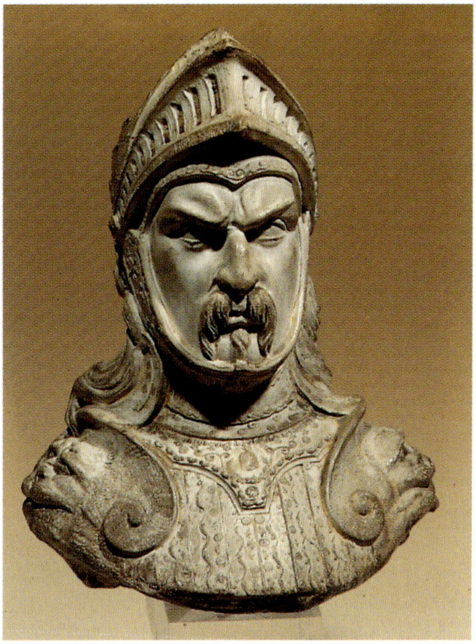

Tonpfeifenkopf von Gambier, 17. Jahrhundert, Frankreich

Auch im übrigen Europa, vor allem in Frankreich, gab es bedeutende Zentren der Tonpfeifenherstellung. Bekannteste französische Hersteller waren Fiolet in St. Omer und Gambier in Givet. In beiden Betrieben wurden jährlich viele Millionen Pfeifen produziert, zumal in Frankreich die Tonpfeife ihre dominierende Stellung viel länger behielt als anderswo. Die Pfeifen der beiden Firmen wurden in ganz Europa berühmt und geschätzt.

Wenn man weiß, daß bei Gambier zur Blütezeit im 19. Jahrhundert 700 Arbeiter beschäftigt waren, kann man sich vorstellen, welch astronomische Herstellungszahlen erreicht wurden. Bei der Zerbrechlichkeit der Tonpfeifen war reichlicher Nachschub auch nötig.

Die Firma hatte noch Anfang des 20. Jahrhunderts mehr als 1600 verschiedene Modelle im Sortiment. Man hatte sich darauf spezialisiert, Köpfe bekannter Zeitgenossen zu modellieren. Die bekannte Jakob-Figur dient auch noch heute dem letzten deutschen Tonpfeifenbäcker als Vorbild.

Eine beachtliche Tonpfeifenindustrie entwickelte sich auch in Südfrankreich. Während man im Norden einteilige Pfeifen nach englisch-holländischer Art fertigte, wurden im Süden des Landes vorwiegend Tonköpfe mit angesetztem Zwischenrohr und Mundstück hergestellt. Die Pfeifen von Gambier erlangten im 19. Jahrhundert solche Vollkommenheit, daß sie bei flüchtiger Betrachtung für Meerschaumpfeifen gehalten werden können.

Eine bekannte Spezialität in Süddeutschland und Österreich waren die *Wiener Kaffeehauspfeifen.* Sie wurden in bestimmten Gaststätten in Wien, München und anderen größeren Städten ausgeliehen. Jeder Gast erhielt ein neues Mundstück aus Gänsefederkiel. Die Pfeifen wurden später mit Holzrohr und Scheibenspitze ausgerüstet und wegen ihrer guten Raucheigenschaften auch zu Hause geraucht. In vielen deutschen Fachgeschäften werden die Kaffeehauspfeifen noch im Satz zu sechs Köpfen und nur einem Rohr angeboten; ironischerweise wird man in Wien vergeblich nach diesen Pfeifen suchen.
Von der einst blühenden holländischen Tonpfeifenindustrie ist heute nur ein Betrieb übriggeblieben, und in der Bundesrepublik gibt es auch nur noch einen einzigen. Wer die Firma Lothar Hein in Hilders besucht, wird feststellen, daß die Fertigung der »irdenen Pfeifen«, so einfach sie auch aussehen, recht aufwendig ist.

Herstellung

Die Herstellungsweise hat sich im Prinzip wenig geändert. Rohstoff ist ein zäher, weißer, eisenfreier Ton, der maschinell geknetet wird, damit er die erforderliche Elastizität bekommt. In der Strangpresse wird der Ton anschließend zu handlichen Rollen geformt. Diese kommen in die Gießmaschine, in der die rohe Pfeifenform entsteht. Beim »Verputzen« werden Tonreste und Preßnähte abgeschabt. Die luftgetrockneten Pfeifen kommen in große tonnenförmige Schamottgefäße, die dann in die Ofenkammer gestellt werden. Gebrannt wird bei zirka 960°C. Je nach Größe der Pfeifenmodelle faßt der Brennofen 25 000 bis 50 000 Stück.
Neben den klassischen Tonpfeifenformen gibt es Modelle mit allen Arten von Verzierungen. Zum Programm der Firma Hein gehören auch figürliche Köpfe – wie zum Beispiel der berühmte »Jakob« von Gambier –, Frauenköpfe usw. Die Maße der Tonpfeifen weichen voneinander ab.
Ein Nachteil der einteiligen Tonpfeifen ist das rohe Stielende, das leicht an den Lippen kleben bleibt. Es ist zwar ein Beweis für die gute Saugfähigkeit des weißen Tons, wirkt sich beim Rauchen aber unangenehm aus. Man kann leicht Abhilfe schaffen, indem man das Mundstück mit Speiseöl einfettet. Bei hochwertigen holländischen Tonpfeifen wird das Problem durch einen Glasurüberzug am Stielende gelöst. Einen lippenfreundlicheren Biß haben die mehrteiligen Tonpfeifen, für die ein Mundstück aus anderem Material verwendet wird. Typische Beispiele sind hier der Tschibukkopf mit schwarzem Mundstück und die bereits erwähnte Wiener Kaffeehauspfeife. Sie rauchten sich nicht schlecht, und die Vorteile liegen auf der Hand, wenn man bedenkt, daß bei einer »Vielköpfigen« der benutzte Kopf reichlich Zeit zum Austrocknen bekommt.
Seit einigen Jahren werden aus Holland doppelwandige, glasierte Tonpfeifen mit Paramundstück geliefert. Sie sind etwas stabiler als die herkömmlichen. Als bemalte Exemplare sowie als Jahrespfeifen mit limitierter Auflage sind sie bei Sammlern gefragt. Der Tabakgenuß aus Tonpfeifen ist größer als man vermutet, weil die Saugfähigkeit für eine gewisse Zeit einen trokkenen Rauchgenuß garantiert. Im Gegensatz zur Bruyèrepfeife entwickeln die »weißen« keinen Eigengeschmack. Das ist nicht nur positiv zu sehen, aber zum Beispiel zum Testen neuer Tabaksorten sind sie besonders gut geeignet.
Einmal im Jahr kommen Tonpfeifen zu besonderen Ehren, wenn für die Gäste der Bremer »Schaffermahlzeit« das »Feuer frei« ertönt. Die Benutzung einer anderen Pfeife, und wäre sie noch so kostbar, würde als großer Fauxpas angesehen.

Donauländische Pfeifen

Von vielen Autoren, die sich mit der Geschichte des »blauen Dunstes« beschäftigt haben, wurde der Südosten Europas etwas stiefmütterlich behandelt. Sehr zu Unrecht, denn bereits um 1530 hat man in Ungarn versuchsweise Tabak angepflanzt. Das für den Tabak günstige Klima, bot gute Voraussetzungen für den späteren erwerbsmäßigen Anbau.

Im 17. Jahrhundert entstanden in den Donauländern Österreich, Ungarn, der Slowakei und Böhmen bedeutende Zentren der Pfeifenherstellung. Bekanntester Ort in Ungarn war Debrecen, das wohl als ursprüngliches Zentrum der ungarischen Pfeifenindustrie anzusehen ist. Die typischen *Debrecener Pfeifenköpfe,* anfangs aus Ton, später auch aus Holz und Meerschaum hergestellt, können ihren Ursprung nicht leugnen: Sie sind eine Weiterentwicklung der türkischen Tschibuk (Ostungarn war 1526 unter türkische Herrschaft geraten).

Der Debrecener Kopf wurde Prototyp der donauländischen Pfeifenköpfe und letztlich auch Vorbild für die Wiener Kaffeehauspfeifen, die noch heute in geringen Stückzahlen gefertigt werden. Gewissermaßen als Variationen kann man zwei andere ungarische Typen ansehen, den *Kalmasch-* und den *Ragoczy*-Kopf. Alle drei Formen wurden auch noch während der Meerschaumära in verschiedenen Größen und Variationen gefertigt.

Neben Debrecen hat sich in Ungarn die Stadt *Schemnitz* als bedeutendes Pfeifenzentrum einen Namen gemacht. Zwar hat man in Schemnitz auch Ton- und Holzpfeifen hergestellt, besonders geschätzt wurden im 19. Jahrhundert jedoch Pfeifen aus der sogenannten »Schemnitzer Masse«. Sie entsprachen in Form und Größe den Wiener Kaffeehauspfeifen: die Köpfe waren achteckig, seltener rund, und hatten ein zirka 20–30 cm langes Weichselrohr.

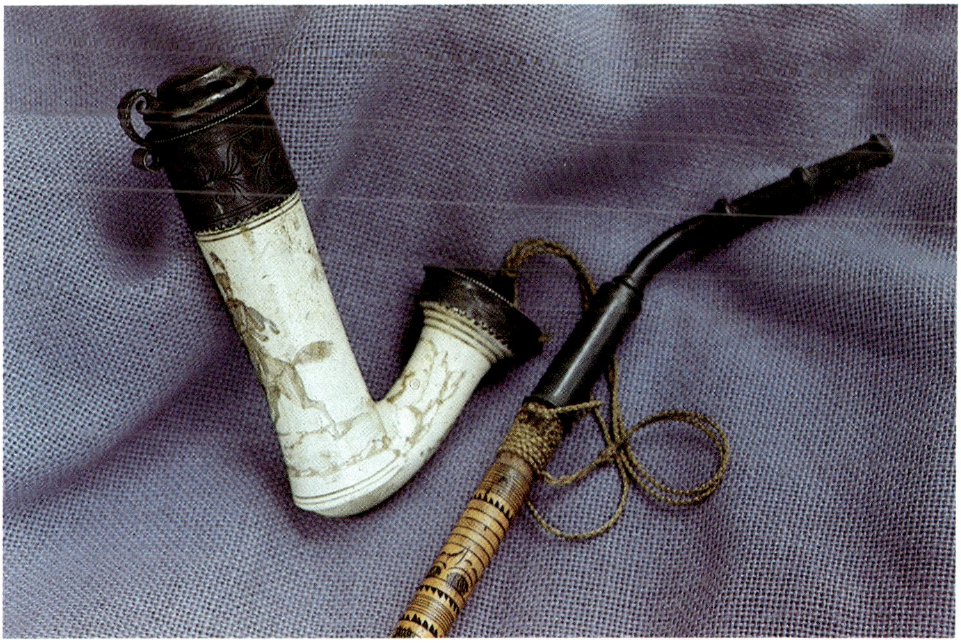

Debrezener Meerschaumpfeifenkopf

Die Zusammensetzung der Masse wurde geheimgehalten. Die in vielen Büchern geäußerte Vermutung, es handelte sich um Tonoder Steingutköpfe, ist unrichtig. Das Material läßt sich schneiden wie Speckstein, kann also nicht gebrannt worden sein. Durch eine Materialprüfung konnte jetzt das Geheimnis gelüftet werden. Vom chemischen Labor einer Tonwarenfabrik erhielt ich folgende Auskunft: Die »Schemnitzer Masse« besteht aus Alabaster-Gips und Kalk.

Die Köpfe wurden in Metallformen gegossen, aber nicht gebrannt. Daraus erklärt sich die relativ gute Adsorptionsfähigkeit der Schemnitzer Pfeifen. Eine anschließende Glasur gab ihnen die Eleganz, die jedoch die Materialbestimmung erschwerte, zumal sie in verschiedenen Farbtönen aufgebracht wurde.

Bekannte Pfeifenmeister in Schemnitz waren zum Beispiel Joh. Partsch und Z. K. Selmeczar. Nach dem Ende der k.u.k. Monarchie verschwanden die Schemnitzer Pfeifen vom Markt, aus Schemnitz wurde *Banska-Stiarnika.* Seit 1918 gehört der etwa 150 km nördlich von Budapest gelegene Ort zur Tschechoslowakei.

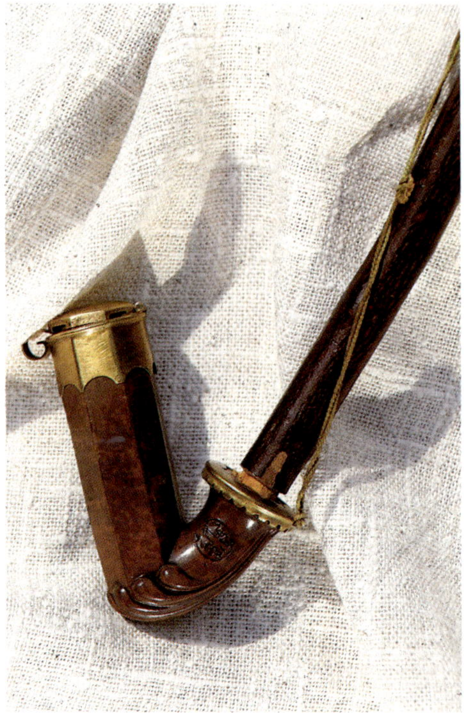

Schemnitzer Pfeife

Porzellanpfeifen

Nach 1918 verlor auch die Porzellanpfeife ihre Popularität. Anhänger gab es nur noch in der älteren Generation in ländlichen Gegenden. Ganz verschwunden ist die Porzellanpfeife allerdings bis heute nicht. Als Schmuckstück an der Wand hat sie für manche Leute offenbar die gleiche Bedeutung wie der Gartenzwerg im Vorgarten.

Weil sich das heute vielfach bespöttelte Rauchgerät immerhin über 250 Jahre gehalten hat, ist ein kurzer historischer Rückblick angebracht. Schon bald nach Gründung der ersten Porzellanmanufakturen wurden neben Geschirr und Vasen auch Pfeifenköpfe hergestellt. Besonders in Meißen entstanden nach den Entwürfen bekannter Künstler sehr ansprechende Modelle. Man begnügte sich nicht damit, die Formen der Ton- oder Holzpfeifenköpfe zu kopieren, sondern ging neue Wege. Erstmals bot sich die Gelegenheit zur Bemalung. Solange die Porzellanpfeife noch kein Massenartikel war, entstanden zum Teil wunderschöne Stücke. In den Vitrinen der Tabakmuseen finden sich genügend Beispiele.

Die Kitschproduktion begann in der zweiten Hälfte des 19. Jahrhunderts, als teilweise an die Stelle der Handbemalung Abziehbilder traten, und erreichte ihren Höhepunkt zu Kaiser Wilhelms Zeiten, als den abgehenden Soldaten überlange Hornpfeifen mit Porzellangesteck als Reservistenpfeifen angeboten wurden. Kuriose Sprüche sowie die Beschriftung mit sämtlichen Namen der Korporalschaftskameraden und dem Konterfei Seiner Majestät erfor-

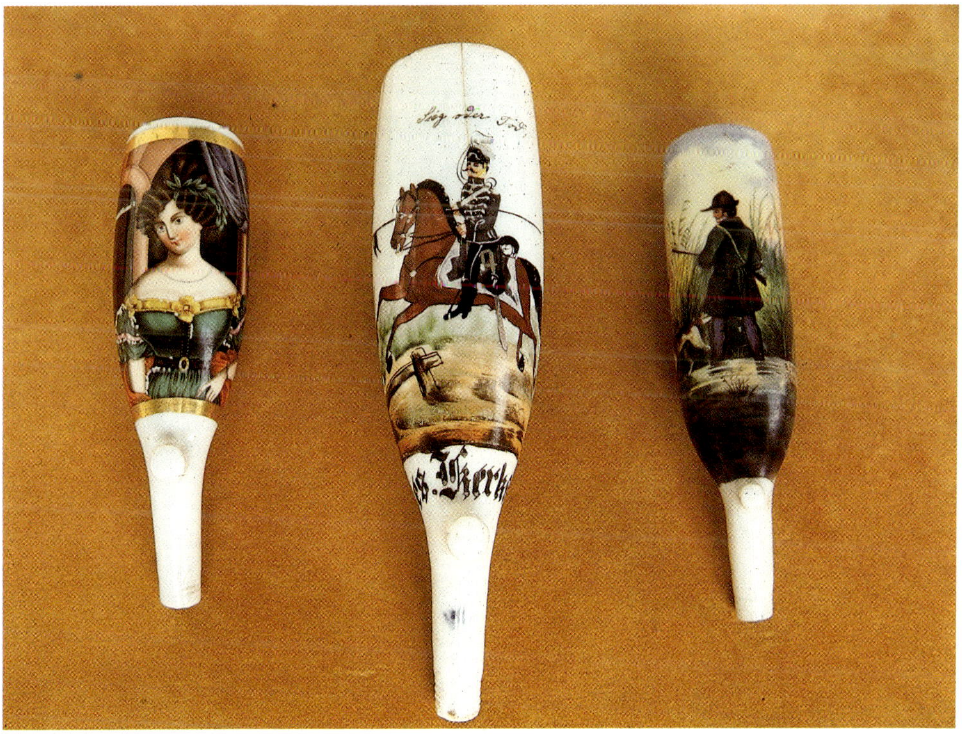

Porzellanköpfe mit Abguß, 19. Jahrhundert

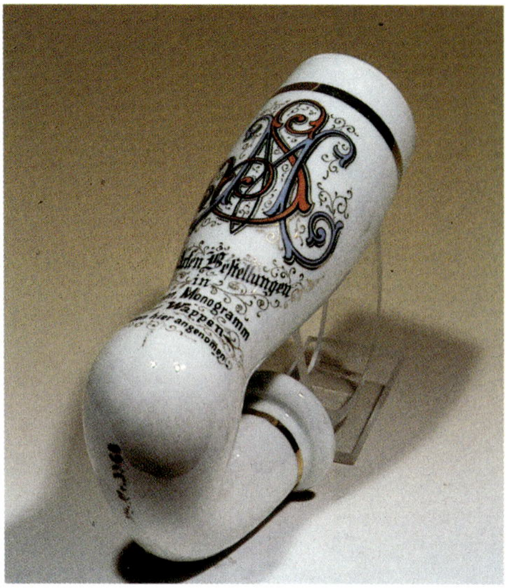

Porzellankopf aus einem Stück, 19. Jahrhundert

derten einen großen Kopf. Ob die Pfeifen ein genußvolles Rauchen ermöglichten, steht auf einem anderen Blatt. Zum Anzünden benötigte der Raucher entweder einen Helfer als »Feuerwerker« oder einen überlangen Fidibus. Allerdings stehen die Pfeifen bei einigen Sammlern hoch im Kurs und sind als Wandschmuck in Museen recht dekorativ.

Von Ausnahmen abgesehen, ist die Porzellanpfeife ein typisch deutsches Rauchgerät.

Hauptzentrum der Herstellung wurde Ruhla in Thüringen, wo schon seit langem Pfeifen aller Art gefertigt wurden. Bedeutendster Hersteller war dort die Firma C. S. Reich.

In Kassel machte sich im 19. Jahrhundert die Firma Wilhelm Imhoff einen Namen. Sie durfte die Bezeichnung »Hoflieferant« führen, weil Kaiser Wilhelm II. von dort seine Jägerpfeifen mit Porzellankopf bezog.

Otto Henze in der Nachbarstadt Hannoversch Münden hatte ein ähnliches Programm.

Das Ende des Zweiten Deutschen Reiches war zugleich das Ende der Porzellanpfeifenära. Die heute noch angebotenen Exemplare stammen vorwiegend aus Böhmen.

Neben der Weiterentwicklung der Pfeifen verfeinerte sich im Laufe der Jahrhunderte auch das unverzichtbare Zubehör für Pfeifenraucher. Vom kunstvoll gestalteten Tonpfeifenetui bis zur Tabatiere aus edlem Material wurden von Künstlern und Kunsthandwerkern wahre Schmuckstücke geschaffen.

Vielleicht wäre die Holzpfeife ausgestorben, hätte man um 1850 herum nicht das unvergleichliche Bruyère gefunden, das in einem der nächsten Kapitel ausführlich behandelt wird.

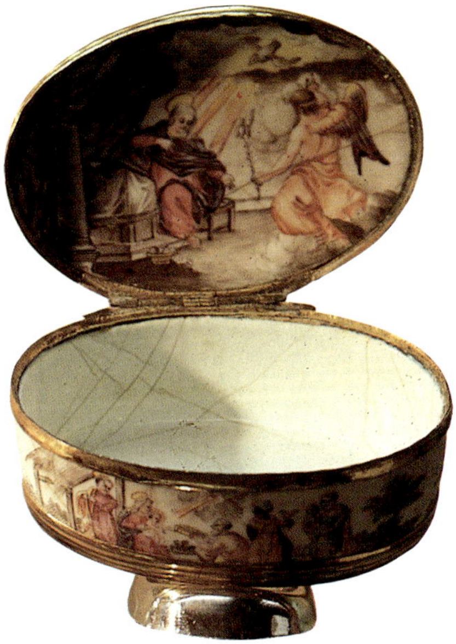

Tabakdose aus der Blütezeit der Porzellanpfeifen

Pfeifen aus Holz

Schon früh wurden in außereuropäischen Ländern Pfeifen aus den verschiedensten Hölzern gefertigt.
Schöne Beispiele afrikanischer Pfeifenkunst findet man unter anderem im Lindenmuseum in Stuttgart. Bemerkenswerte Exemplare stammen aus Kamerun, wo neben Ton und Metall auch verschiedene Hölzer zur Pfeifenherstellung verwendet wurden. Sie sind in der Ausführung meist aufwendiger und kunstvoller als die Kalumets aus Amerika.
Anfang des 17. Jahrhunderts begann man in Europa, Pfeifen aus Holz zu fertigen. Alten Stücken sieht man an, daß sie nicht gewerbsmäßig hergestellt wurden. Die angeblich älteste Holzpfeife Europas von 1602 aus dem Besitz des Herzogs von Braunschweig befindet sich im Austria Tabakmuseum in Wien. Sie wurde aus Rosenholz gefertigt. Die bekanntesten und schönsten Stücke der Anfangszeit entstanden in Ulm. Als Ulmer Maserholzpfeifen (»Ulmer Kloben«) haben sie hohen Sammlerwert.
Von wenigen Ausnahmen abgesehen, waren Holzpfeifen von Anfang an mehrteilig. Die Raucher hatten schon früh festgestellt, daß es sich aus langen Pfeifen kühler rauchen läßt. Man war deshalb bereits bei Tonpfeifen auf die Idee gekommen, bestimmte Köpfe mit Rohren verschiedener Länge auszustatten. Als *Gesteckpfeifen* bezeichnet man die mehrteiligen Exemplare aus Holz, Porzellan oder Meerschaum. Sie bestehen aus einem Kopfteil und dem Rohr mit angesetztem Mundstück; gedrechselte Zwischenteile aus verschiedenen

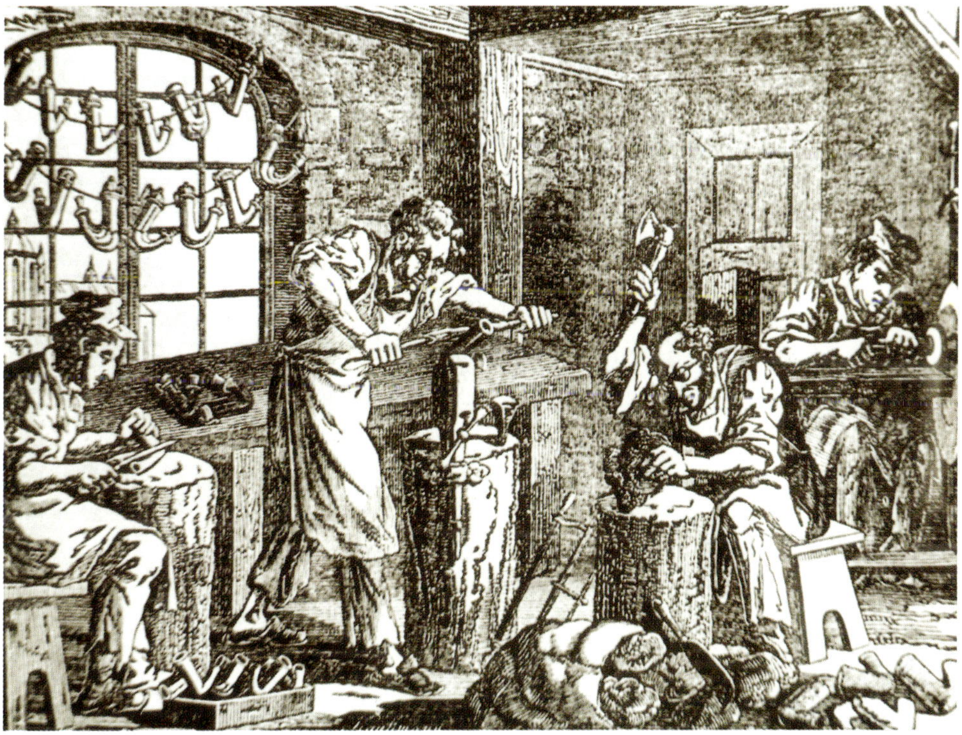

Werkstatt eines Ulmer Pfeifenmachers, um 1780

Materialien machen die Exemplare attraktiver. In der Mitte des 19. Jahrhunderts konnte man in einem schottischen Journal lesen: »Die Deutschen haben bei der Pfeifenentwicklung gründlicher experimentiert als andere Völker. Sie benutzten lange Zeit schön geschnitzte Pfeifen aus dem Wurzelholz der Zwergeiche. Anfangs (gegen 1650) wurden sie von Schäfern und Bauern aus dem Schwarzwald geschnitzt, sie zeigen teilweise figürliche Darstellungen.«

Man kann annehmen, daß diese im Nebenerwerb hergestellten Pfeifen den Ulmer Pfeifenmachern als Vorbild dienten. Wenn auch die Ulmer im 18. Jahrhundert fast ganz Europa mit ihren Maserholzpfeifen belieferten, wurden auch an anderen Orten, besonders dort, wo später Bruyèrepfeifen entstanden, Holzpfeifen hergestellt. Als Material dienten unter anderem Nußbaum, Weichselkirsche, Olive, Kreuzdorn, Weißbuche, Buchsbaum und Vogelbeere. Bevorzugt wurden knorrige Auswüchse am Stamm (Maser) und Wurzeln. Maserholz wurde früher auch dadurch erzeugt, daß Bäume absichtlich beschädigt wurden. Die Ulmer Pfeifenmacher benutzten als Rohstoff für ihre Produktion vor allem bestimmte Wucherungen der Sumpferle aus den Wäldern der mittleren und unteren Donau.

Die ursprünglich gefertigten Modelle waren Gesteckpfeifen unterschiedlicher Länge. Die Formen, besonders die der Köpfe, waren je nach Land verschieden; außerdem entwickelten sich bestimmte Typen.

Bekannte Zentren der Holzpfeifenherstellung waren neben Ulm und Ruhla in Thüringen die östliche Rhön, Coburg, Nürnberg, Bozen, St. Claude im französischen Jura und einige Orte in der Schweiz.

Ruhla entwickelte sich zum bedeutendsten Pfeifenzentrum. Nachweislich wurden dort seit 1739 Holzpfeifen hergestellt; ein gewisser Simon Schenk begann damals mit der handwerklichen Fertigung. Er war somit Begründer einer 200 Jahre währenden Pfeifenära in Ruhla. Ihm wird auch die Erfindung der *Thüringer Aufsatzpfeife* zugeschrieben.

Ton-, Porzellan- und Meerschaumpfeifenhersteller kamen dazu. Wenn man die Produktionszahlen aus dem 19. Jahrhundert liest, denkt man unwillkürlich an ein deutsches Gegenstück zum französischen St. Claude. Tatsächlich bestanden in und um Ruhla bereits im Jahre 1800 über 50 Betriebe. In den 70er Jahren des 18. Jahrhunderts tauchen die Namen weiterer Meister aus Ruhla auf, die sich mit der Herstellung von Holzpfeifen befaßten. Es sind Johan Bickeling, Anton Erdmann, Georg Paulus Leinberger, Xaver Öchslein und Johann Peter Demont. Aus Thüringen kam nicht nur Massenware, sondern es gab auch einige Manufak-

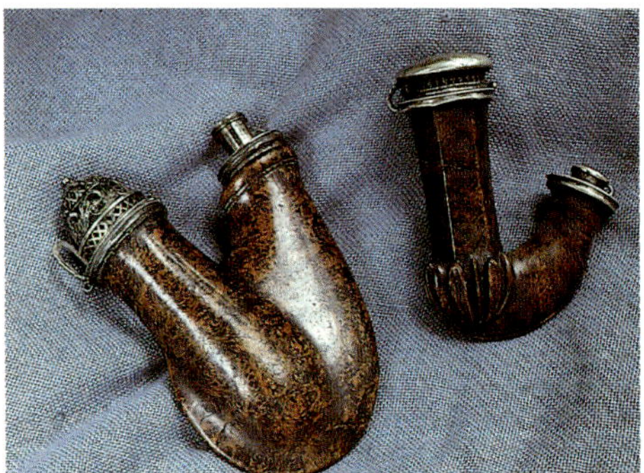

Ulmer Kloben

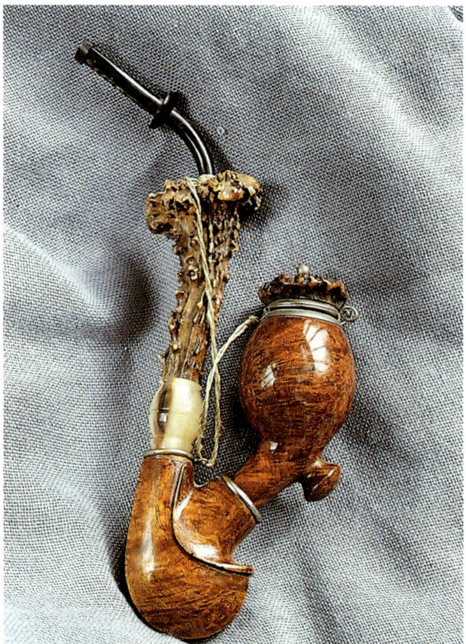

Amboina-Gesteckpfeife, um 1925

turen, die eine für damalige Verhältnisse hervorragende Qualität lieferten. Namen, die heute niemand mehr nennt und (leider!) kaum einer kennt, waren unter anderem Carl Sebastian Reich, Gebrüder Ziegler, Donath Diehl (alle aus Ruhla) sowie August Reich Söhne, A. Kühn und F. Schreinert (Thura-Pfeife) aus Schweina. Pfeifen dieser Firmen haben heute hohen Sammlerwert, da sie außerordentlich selten sind. Die Produkte der beiden bedeutendsten Hersteller waren wie folgt gezeichnet: CSR oder <R> für C. S. Reich; die Firma Ziegler prägte auf den Holm ihrer Pfeifen eine stilisierte 4.
Geblieben ist nur ein Hersteller, die VEB Holzerzeugnisse, Ruhla, als Nachfolger der Firma C. S. Reich. Die ehemaligen Inhaber wagten im Frankfurter Raum gegen 1950 einen Neubeginn. Unter dem Namen Roka GmbH besteht die Firma heute als Import- und Großhandelshaus für Pfeifen und Rauchergeräte.
In Ulm konnten sich die Pfeifenmacher nicht so lange halten, wohl wegen der Konkurrenz der Porzellanpfeifen und, wie es in alten Büchern heißt, weil die Beschaffung von Maserholz schwieriger wurde. Immerhin aber bestand die letzte Pfeifenmanufaktur (Otto Steiger) bis zum Ersten Weltkrieg.
Weil aber meiner Ansicht nach in kaum einem Buch die Leistungen der Ulmer Pfeifenmacher gebührend gewürdigt wurden, will ich das hier nachholen.

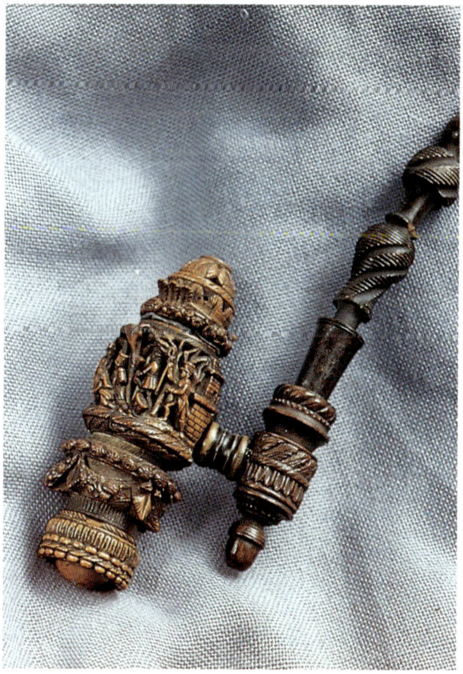

Französische Buchsbaumpfeife, um 1800

Geschichte der Pfeifenmacher

Sie beginnt nicht erst nach dem Zweiten Weltkrieg in Dänemark, sondern hat sich in ähnlicher Weise zirka 250 Jahre vorher im Raum Ulm abgespielt. Hier wie dort waren es keine Drechsler oder Bildhauer, sondern Amateure, die eine Marktlücke entdeckten und meisterhaft ausfüllten. Damals wie heute mußten sie zunächst um ihre Anerkennung kämpfen, was zur Zeit der strengen Zunftordnung weit schwieriger war als heute.
Wie Sixten Ivarsson als erster Individualist unter den Pfeifenmachern nach dem Zweiten Weltkrieg einen Stein ins Rollen brachte, so versuchten sich um 1690 zwei Autodidakten aus Geislingen bei Ulm in der Pfeifenfertigung.
Die älteste Nachricht über die Ulmer Pfeifenfabrikation Ende des siebzehnten Jahrhunderts ist ein Gesuch dieser beiden Pfeifenmacher, die sich am 22. Mai 1695 an den Rat der Stadt Ulm wandten: An die »Hochedelgeborenen gestrengen Fürsichtigen und Hochweisen Herren Johan Ulrich Baldinger und Eitel Albrecht Bes-

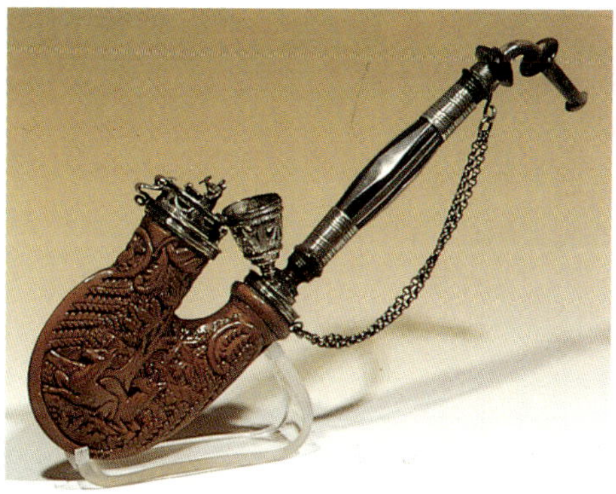

Ulmer Maserpfeife, um 1800

serer von Thalfingen, beide Bürgermeister des Geheimen und Kriegsrates«, richten Wolfgang und Matthäus (Familiennamen fehlen) ein untertäniges Memoriale des Inhalts, »weil unser beede, als Tuchmacher und Küblerhandwerk gar zu überhäufet ist mit Meistern und Gesellen, ist es uns schier unmöglich geworden, unser Stücklen Brot und Unterhalt zu verdienen. So haben wir dannenhero vor etlich Jahren hölzerne Tabakpfeifen zu machen angefangen und soweit gebracht, daß wir anjetzo allerhand Gattungen gar sauber und zierlich mit weiß und gelb Blech beschlagen [Silber und Tombak] verfertigen können. Dergleichen Pfeifen sind insonderheit bei den Soldaten, welche sich des Tabaks bedienen, gar tauglich und angenehm und sehr bequem, durch welche neue Invention durch Gottes Segen wir soviel verdienet haben, daß wir bei häuslichen Ehren substitieren können. Indem auch Krämer allhier die Pfeifen käuflich annehmen und in nah und fern gelegene Oerter verschicken, durch solches Kommerzium viel Geld in das Land hineingebracht haben, und dannenhero wohl zu wünschen wäre, daß mehr berührte Fabrikation fortgepflanzt werden möchte, hieneben aber uns wohl wissend, daß ohne Ordnung nichts in die Länge bestehen kann, so gelangt an Euer Hochadelig Herlichkeiten unser untertänig Bitt', uns einige Ordnung und Artikel erteilen zu lassen.«
Am 31. Juli 1695 äußerte das Handwerksamt, vom Rate befragt, Bedenken, weil die Antragsteller das Pfeifendrehen weder erlernt noch erwandert hatten. Kurzum, man befürchtete, daß die Pfeifenmacher auch andere Dinge als Pfeifen verfertigen könnten. Demzufolge beschloß der Rat, die erbetene Konzession abzuschlagen. Also konnten die Geislinger keine eigene Zunft bilden, arbeiteten aber freiberuflich weiter. 1715, als die Zahl der Pfeifenmacher bereits auf 50 angewachsen war, suchten die Geislinger erneut beim Magistrat der Stadt Ulm nach, eine eigene Zunft bilden zu dürfen. Am 20. Februar 1716 schlägt der Rat der Stadt das Gesuch wiederum ab, »weil das Pfeifenmachen jederzeit eine freie Profession gewesen und uneingeschrängt bleiben soll«. Das Aufblühen des Pfeifenmachergewerbes in und um Ulm wurde dadurch nicht aufgehalten.

Ein kürzlich geführtes Gespräch mit einem Pfeifenmacher in Hamburg ergab, daß die Behörden heute bei der Zulassung zwar weniger hart sind, aber Probleme gibt es auch. Es wurde beim Gewerbeamt darauf hingewiesen, daß in Deutschland der Beruf eines Pfeifendrechslers nicht ohne weiteres ausgeübt werden dürfe, sondern handwerksrollenpflichtig sei. Die Eintragung in die Handwerksrolle ist jedoch abhängig von Meisterlehre und Meisterprüfung. Man einigte sich schließlich, indem man der alten Bezeichnung »Pfeifenmacher« wieder zu Ehren verhalf. So konnten etliche Individualisten eine Marktlücke ausfüllen, weil immer mehr Verbraucher bereit sind, für ein fehlerfreies Unikat mit schöner Maserung etliches Geld auszugeben.
Die Drechsler hatten Anfang des 20. Jahrhunderts eine Chance verpaßt, die Alfred Dunhill in England zu nutzen verstand. In den sechziger Jahren, als der Boom der hochwertigen Pfeifen begann, konnten die deutschen Drechsler nicht mehr aktiv werden, weil sich aus ihren Betrieben, soweit sie überhaupt noch bestanden, Tabakwarengeschäfte entwickelt hatten, in denen bestenfalls noch Reparaturen ausgeführt wurden. Lediglich Josef Wlach in Grassau/Chiemsee stellt noch Hornpfeifen her.
Der einzige zünftige Drechsler, der ab 1965 wieder Bruyèrepfeifen in Handarbeit fertigte, war der Autor. Bei der geringen Produktion kam kein Konkurrenzdenken auf. Im Gegenteil, mit den meisten Pfeifenmachern verbindet mich eine kollegiale Freundschaft, und ihre Erzeugnisse sind eine interessante Ergänzung meines Angebotes. Schwarze Schafe, die ihre Fähigkeiten überschätzten beziehungsweise durch unseriöse Geschäftsmethoden auffielen, verschwanden schnell wieder vom Markt.
Doch kehren wir zurück zum frühen 18. Jahrhundert. Besonders erfolgreich war der ehemalige Weber Jakob Glöcklen (Ulm), dessen Pfeifen kunstvolle Schnitzereien aufwiesen. Obwohl er nicht der erste war, gilt er allgemein als Erfinder der Ulmer Maserholzpfeifen.
Zwischen 1797 bis 1812 werden 45 Pfeifenmacher genannt, sogar eine Pfeifenmacherin namens Anna Barbara Knappin tritt 1799 auf. So hat also auch die heute berühmte Pfeifenma-

cherin Anne Julie Rasmussen aus Kopenhagen eine Vorgängerin in Ulm!
Hergestellt wurden in Ulm zwei Arten von Pfeifen; die *schwäbischen* oder *Ulmer Köpfe* mit den schmalen Seitenflächen gegen den unteren Teil und die verschiedenen Ungarnköpfe wie *Kalmasch, Ragoczy* und *Debrecener* Kopf. Aus diesen Grundformen entstanden zahlreiche Variationen, so daß nicht selten eine Form in die andere übergeht. Viele Käufer gaben den Ulmer Fabrikaten wegen der besonders schönen Maser, der feinen Abschachtelung und der guten Politur den Vorzug gegenüber Pfeifen aus anderen Landen.

Hölzer und Arbeitsweise der Ulmer

Neben der Sumpferle wurden die Wurzeln, Stamm- und Astauswüchse (Maser) von Ulme, Esche, Erle, Vogelbeerbaum, Walnuß und Spitzahorn verarbeitet. Spezielle Maserhauer und Masersammler verkauften das Holz, welches gewöhnlich ein Jahr gelagert wurde, ehe es zur Verarbeitung kam.
Zuerst wurde die rohe Pfeifenkopfform geschnitten und mit dem Kniebohrer der Kopf ausgebohrt. Danach wurde der Rohling wieder gelagert, damit er vollständig trocknen konnte. Anschließend wurde auf der Drehbank soweit wie möglich die Form gedrechselt und danach

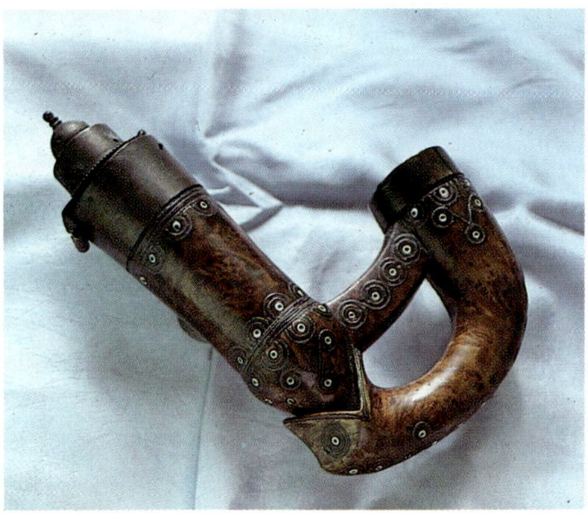

Kopf einer Maserholzpfeife, 16. Jahrhundert

durch Raspeln, Schnitzen, Feilen und Schleifen die Pfeife fertiggestellt. Das anschließende Beizverfahren war eine schwierige Angelegenheit, weil man die Beize nicht, wie heute, fertig beziehen konnte. Eine rote Beize wurde zum Beispiel wie folgt hergestellt: Drachenblut (eine Harzart) wurde gepulvert und in einer Glasflasche mit geschnittenen Alcanawurzeln gemischt. Anschließend gab man ein halbes Maß reinen Weingeist zu. Unter wiederholtem Umrühren ließ man die Tinktur 24 Stunden stehen. Vor der Anwendung wurde die Holzoberfläche mit Scheidewasser eingelassen und getrocknet. Der Beizauftrag erfolgte zwei- bis dreimal. Weil die weicheren Maserholzteile stärker eingefärbt werden als die harten, ergab sich die beliebte marmorierte Oberfläche. Anschließend wurde sehr sorgfältig poliert, bis eine glasharte Schutzschicht entstand, der Nässe nichts anhaben konnte. Eine Schlußpolitur mit feingepulvertem gebranntem Hirschhorn gab den letzten Schliff.
Wer in Museen die kunstvollen Beschläge der Ulmer Pfeifen sieht, kann ermessen, wie handwerklich begabt ihre Hersteller gewesen sein müssen. Anhand mancher Beschläge kann man das Alter der Pfeifen bestimmen. Die Fertigkeit zur Herstellung der Beschläge, wozu sich eigentlich nur die Goldschmiede berufen fühlten, eigneten sich die Pfeifenmacher selbst an. Deshalb gab es auch immer wieder energische Beschwerden von seiten der Goldschmiedezunft an den Rat der Stadt.
Es ist sehr bedauerlich, daß in Ulm durch den Krieg fast alle Pfeifen vernichtet wurden. Es existieren aber noch zahlreiche Exemplare in privaten Sammlungen und in einigen Pfeifenmuseen anderer Städte.

Andere Zentren der Pfeifenherstellung

Die im Coburger Raum hergestellten Pfeifen unterscheiden sich von den Thüringischen durch den Abguß, bei dem der Hals im Winkel von 45° angesetzt ist. Im selben Winkel wird der Zapfen des Kopfes angedreht.

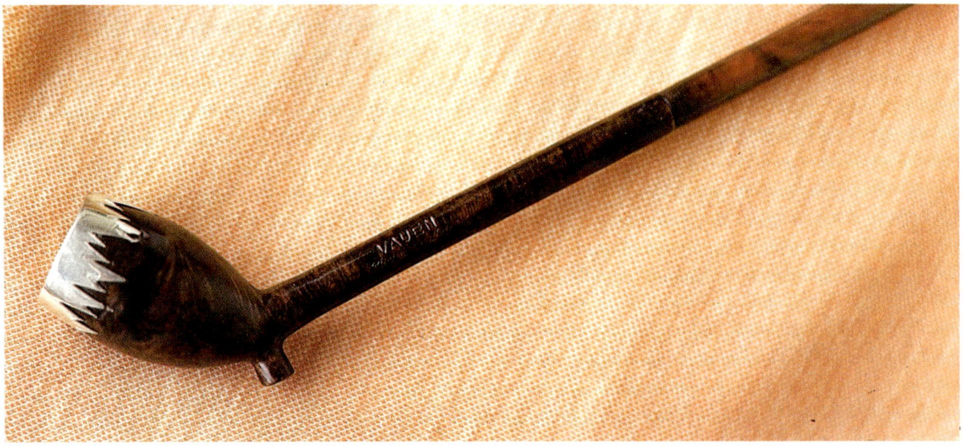

Vauen-Pfeife, um 1912

Von gleicher Art sind die »Bozener« Pfeifen, nur ist der Kopf bei ihnen kugelförmig und ohne Deckel. Beide Typen sind nach dem Prinzip der Porzellanpfeifen gebaut. Strittig ist immer noch, ob die Coburger Pfeifen ihr Vorbild waren oder ob es sich um eine Nachahmung der Porzellanpfeifen handelt.
In Nürnberg hatte man sich vor allem auf Pfeifenrohre spezialisiert. Sie wurden unter der Bezeichnung *Faberrohre* bekannt. Die Nürnberger Pfeifenmanufakturen haben nicht die Bedeutung derer von Ulm oder Ruhla erlangt. Allerdings gab es Ende des 19. Jahrhunderts noch einige Betriebe, die Bruyèrepfeifen fertigten. Aus den beiden letzten Firmen, Ziener & Ellenberger (gegr. 1848) und Gebhard Otto (gegr. 1865), entstand 1901 durch Zusammenschluß die Firma »Vereinigte Pfeifenfabriken Nürnberg«. Unter der Leitung von Adolf Eckert entstand 1911 aus der Abkürzung »V. N.« der Name »Vauen«. Die Firma hat sich inzwischen zum größten deutschen Pfeifenhersteller entwickelt, wozu zum einen die Qualität der Pfeifen und zum anderen die Erfindung der Dr.-Perl-Filterpatrone im Jahre 1921 beitrug.
Auch bei den in der Thüringer Rhön hergestellten Gesteckpfeifen aus Lindenholz wurden Kopf und Abguß mit einfachen Schnitzereien verziert. Die Gesteckpfeife, in der Form der Coburger ähnlich, wurde nicht mit Weichsel-, sondern mit einem Weichholzrohr ausgerüstet. Weniger bekannt waren die Münsterländer Gesteckpfeifen, die nur regionale Bedeutung im nordwestdeutschen Raum erlangte. Sie ähnelt der Thüringer Aufsatzpfeife, nur liegt bei ihr die Oberkante von Abgußkopf und Abgußhals in einer Ebene, während bei der Thüringer Gesteckpfeife der Abgußhals etwas höher ist. Die Blütezeit der Münsterländer Pfeifendrechsler, die im Gegensatz zu den Ulmern in einer Innung organisiert waren, lag in der zweiten Hälfte des 19. Jahrhunderts. Die letzten Betriebe arbeiteten bis etwa 1940. Bekanntester Hersteller war die Firma Puppe, Münster, ein Spezialist für Bruyèregesteckpfeifen mit umflochtenen Meerschaumköpfen. Leistungsfähige Betriebe waren auch in den Nachbarstädten Borken, Ölde und etwas südlicher in Siedlinghausen, wo die Firma E. Lütteken bis 1980 Bruyèrepfeifen aller Art herstellte. Bester Gesteckpfeifenhersteller war Meister Ratte in Siedlinghausen, der bis etwa 1960 hervorragende Einzelstücke aus Amboinamaser (indonesisches Wurzelholz) fertigte. Er war der letzte, der Jägerpfeifen aus diesem Material herstellte. Amboina ist eines der schönsten Maserhölzer überhaupt. Der Nachteil des sehr weichen Materials ist die zu große Saugfähigkeit des Holzes. Die Pfeifenköpfe mußten daher mit einem Blechfutter versehen werden. Die Abgüsse wurden im Innern versiegelt.
Im nahen westfälischen Städtchen Brilon hatte sich Meister Lücke auf die Herstellung von Pfeifen aus Maßholder (Feldahorn) spezialisiert. Es

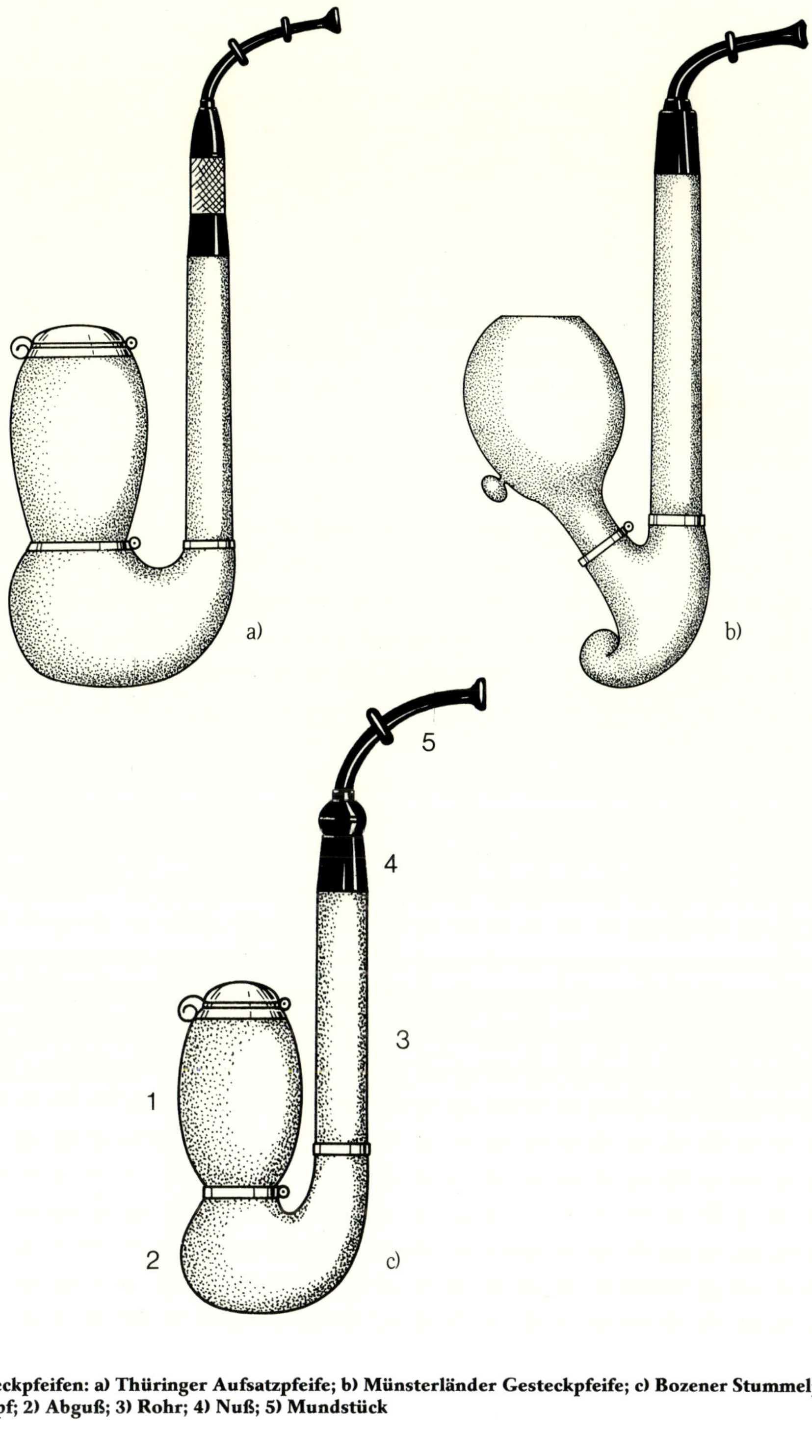

Gesteckpfeifen: a) Thüringer Aufsatzpfeife; b) Münsterländer Gesteckpfeife; c) Bozener Stummelpfeife; 1) Kopf; 2) Abguß; 3) Rohr; 4) Nuß; 5) Mundstück

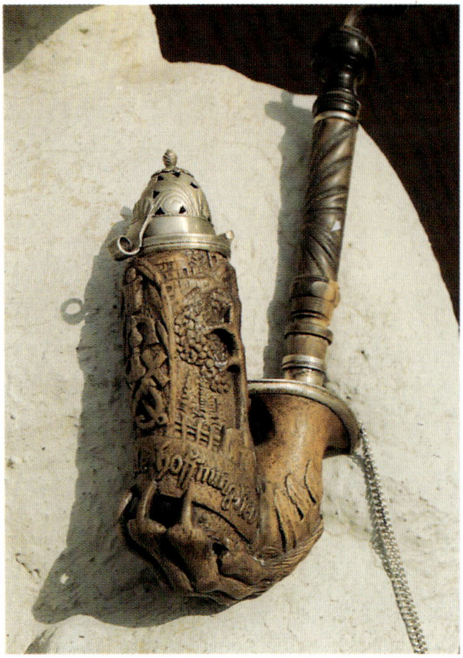

Gesteckpfeife aus Buchs, 19. Jahrhundert

waren Gesteckpfeifen unterschiedlicher Länge; sie wurden bis 1939 unter dem Namen »Brilon-Pfeifen« verkauft.
Neben der Einteilung nach dem Herkunftsort werden die Gesteckpfeifen außerdem nach der Länge unterteilt:
kurz von 26–30 cm
halblang von 30–50 cm
lang von 50–120 cm.
Ab Mitte des 19. Jahrhunderts begann das Bruyère die anderen Hölzer zu verdrängen. Die Bedeutung des Materials macht es erforderlich, ihm ein eigenes Kapitel zu widmen. Ganz verschwunden sind die Pfeifen aus anderen Hölzern jedoch noch nicht. Auch die Herstellung von Gesteckpfeifen ist noch nicht ganz eingestellt worden.
In Obernzell an der Donau fertigt der Drechslermeister Alfred Eller noch Gesteckpfeifen nach Bozener Art.
Die Firma A. Schumm in Bad König/Odenwald stellt neben kurzen Bruyèrepfeifen auch Holzgesteckpfeifen her. Unter anderem liefert sie Nachbildungen der alten Ulmer Maserholzpfeifen, allerdings aus Bruyèreholz.

Holzarten

Holz ist wunderbar..., lautet ein Werbeslogan der Holzbranche. »Auch wenn es kein Bruyère ist«, möchte ich hinzufügen. Tatsächlich werden auch heute noch, im Zeitalter des Bruyèreholzes, Pfeifen aus anderen Holzarten hergestellt. Die zum Teil recht voluminösen Weichselpfeifen werden vorwiegend als Dekorationsstücke gekauft. Wer sich so ein Exemplar zulegt, sollte es, bevor es an die Wand kommt, einrauchen. Das ist durchaus keine Strafe, denn für eine gewisse Zeit raucht sich das süßliche Holz recht gut. Die geringe Feuerfestigkeit wird durch entsprechend starke Kopfwandungen ausgeglichen. Weichselholz wurde früher aus dem österreichischen Burgenland bezogen.
Bekannteste Herstellerin der *Weichselpfeifen* ist die Firma Serge Vaillat im französischen Jura. Für die Köpfe verwendet man dort weichselähnliches Holz, nämlich Merisier, eine bestimmte Vogelkirsche. Das Rundholz wird nicht geschält, der Tabakraum nur ausgebohrt sowie vorn und hinten glatt gedreht. Für die Rohre werden andere im Jura vorkommende Holzarten verwendet.
Schön geformte Pfeifen aus *Olivenholz* fertigen verschiedene italienische Hersteller an. Seit 1985 werden die Pfeifen auch im Bundesgebiet vertrieben, die Urteile der Raucher sind bisher positiv. Das Holz der Olivenbäume ist – ebenso wie Bruyère – sehr hart und auch wegen seiner schönen Maserung gut als Pfeifenholz geeignet. Schön gezeichnet ist allerdings nur das Kernholz, und gerade dort sind die meisten natürlichen Risse. Es entsteht daher genausoviel Ausschuß wie beim Bruyère. Olivenholz, das zur Pfeifenherstellung verwendet wird, muß durch ein mehrmonatiges Salzbad entölt werden. Anschließend wird es zur Entsalzung längere Zeit in Süßwasser gelagert. Erst im Anschluß an eine ausgiebige Trocknung kann es verarbeitet werden. Olivenholz ist geschmacklich dem Bruyère ebenbürtig, bei zu hohen Rauchtemperaturen allerdings anfälliger für Rißbildung. Das Holz läßt sich trotz seiner Härte in der Regel gut verarbeiten und ist ebenfalls hochpolierfähig.

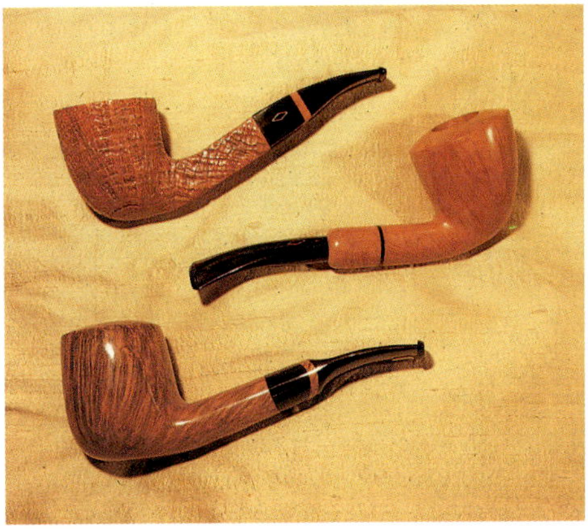

Brebbia-Pfeifen, Italien

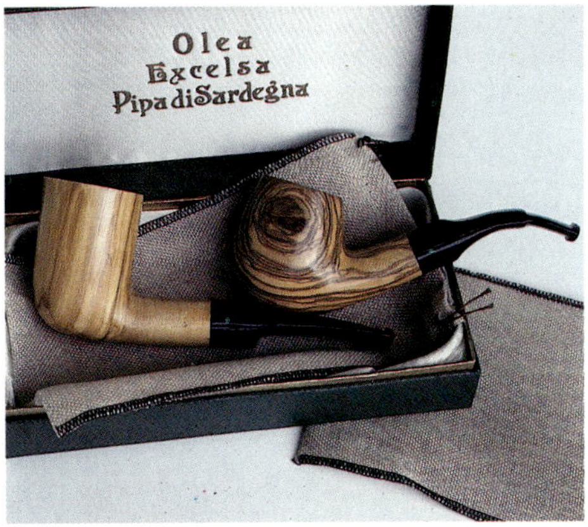

Olivenholzpfeifen

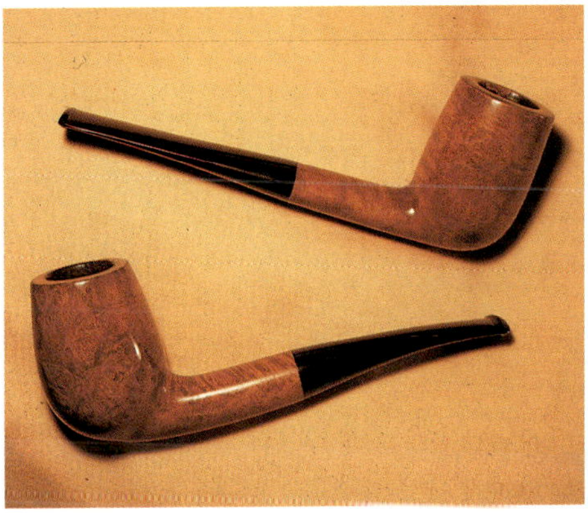

Bruyèrepfeifen von Ingo Garbe

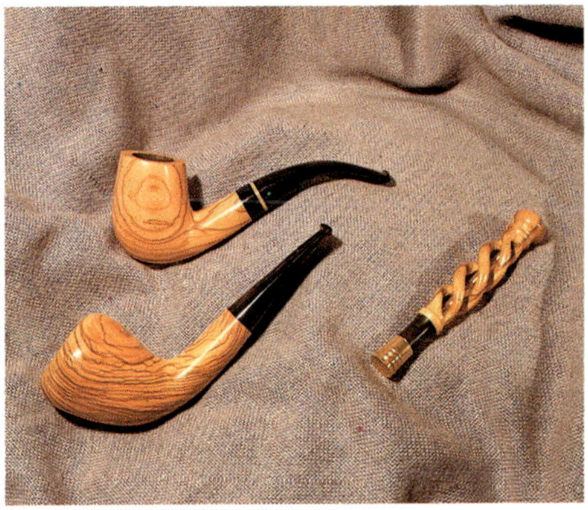

Olivenholzpfeifen von Alberto Paronelli

Pfeifen aus *Veilchen-* und *Kokosholz* wurden aus einem Stück gefertigt. In der Formgebung waren sie den Tonpfeifen nachempfunden. Hergestellt wurden sie von der Firma Müllenbach & Thewald in Höhr-Grenzhausen/Westerwald, die vor einigen Jahren ihre Produktion eingestellt hat. Seitdem findet man diese Spezialitäten in der Bundesrepublik nicht mehr. Erwähnenswert sind einige Spezialitäten aus den USA. Es ist erstaunlich, daß in einem der reichsten Länder der Erde die billigsten Pfeifen hergestellt werden. Gemeint sind die *Hickory-* und *Maiskolbenpfeifen.* Erstere wurden während des Zweiten Weltkrieges, als Bruyèreholz und Maiskolben nur in geringen Mengen erhältlich waren, in großen Stückzahlen aus einer amerikanischen Walnußart hergestellt.

Die amerikanische Maiskolbenpfeife, im eigentlichen Sinne keine Holzpfeife, existiert inzwischen weit über 100 Jahre. Seit langem wird sie in europäischen Ländern verkauft; auch in Deutschland findet sie einen begrenzten Kreis von Liebhabern. Die *Corn Cob,* so lautet der offizielle Name, wurde anfangs von den Siedlern für den Eigenbedarf hergestellt und war dementsprechend primitiv. Erst als der holländische Einwanderer Hendrick Tibbe im Jahre 1868 die Fertigung kommerziell betrieb, wurden die Pfeifen einem größeren Kreis von Rauchern bekannt und auch akzeptiert. Die Firma existiert heute noch unter der Firmenbezeichnung »Missouri Meerschaum Companie«, einzige Konkurrentin ist die »Buescher Corn Cob Companie«.

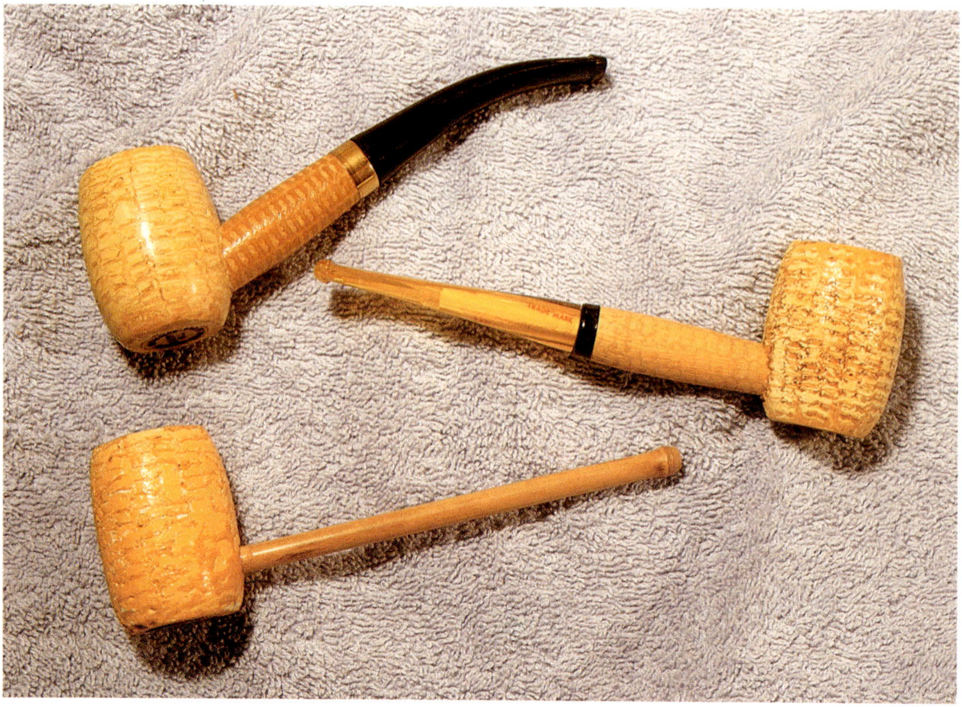

Corn-Cob-Pfeifen, USA

So einfach die Pfeifen auch aussehen – es erfordert doch viele Arbeitsgänge, ehe sie fertig sind. Zunächst werden die Kolben einer besonders gezüchteten Maissorte (Collier Seed) entkernt und der Kopf vorgebohrt; danach werden sie zwei Jahre gelagert. Je größer die Kolben sind, desto holziger ist die Struktur und desto besser sind sie zum Bearbeiten geeignet. Nach der Lagerung wird das Kopfloch auf die endgültige Größe erweitert und das Holmloch seitlich eingebohrt. Das Äußere des Kolbens wird mit einer Gipsmasse ausgefüllt und nach dem Trocknen glattgeschliffen. Früher erhielt der Pfeifenkopf als Mundstück ein Schilf- oder Bambusrohr. Heute werden die Maiskolbenpfeifen mit einem Holm aus Weichholz versehen, der äußerlich der Oberfläche der Maiskolbenpfeife angeglichen wird. Als Mundstück verwendet man Kunststoffspitzen (gelb oder schwarz) in der heute üblichen Form.

Weil der Holm in den Tabakraum ragt, sollte die Pfeife nicht ganz zu Ende geraucht werden. Die große Saugfähigkeit des Kopfes garantiert für einige Zeit ein trockenes Rauchen, eine lange Lebensdauer haben die Pfeifen allerdings nicht. Neben den sehr billigen Exemplaren gibt es auch bessere Corn Cobs, die sorgfältiger gearbeitet sind und ein gutes Mundstück haben. Wegen der großen Saugfähigkeit sollten Sie einer Maiskolbenpfeife von Mal zu Mal eine längere Ruhepause gönnen, dann werden Sie mit den Raucheigenschaften zufrieden sein.

Eine weitere amerikanische Spezialität ist die *Breezewoodpfeife,* auch »American Briar« genannt. In Wirklichkeit wird sie nicht aus Bruyère, sondern dem Wurzelmaserholz eines amerikanischen Erikengewächses hergestellt.

Meerschaumpfeifen

Die große Epoche der Meerschaumpfeifen ist leider längst vorbei. Von fast allen Rauchern wird trotzdem mit Ehrfurcht von der »weißen Göttin« gesprochen.
Leider gibt es viele unbegründete Vorurteile:
Eine Meerschaumpfeife ist viel zu teuer – es gibt Blockmeerschaumpfeifen (aus Tansania) ab 50 DM. Meerschaumspitzenqualitäten sind billiger als Bruyère-Nobelmarken
Es ist Altherrenmanier, eine Meerschaumpfeife zu rauchen – das Durchschnittsalter ihrer Verehrer liegt bei 35 Jahren!
Der Umgang mit einer Meerschaumpfeife ist zu kompliziert – bei Beachtung einiger Regeln raucht sie sich problemloser als jede andere Pfeife.
Eine Meerschaumpfeife ist zerbrechlicher als eine Bruyère – das ist zwar richtig, aber unzerbrechlich sind Bruyèrepfeifen auch nicht, dafür brennt der Meerschaumkopf aber nie durch.

Insidern ist bekannt, daß seit dem Beginn der 80er Jahre die Meerschaumpfeife »fröhliche Urständ« feiert und die Zahl ihrer Verehrer und Käufer langsam aber stetig steigt. Damit wächst auch das Interesse vieler Pfeifenhändler und somit die Bereitschaft, ein größeres Lager zu halten und sich fachlich zu bilden.

Das Material Meerschaum

Die bekanntesten und qualitativ besten Vorkommen liegen in der Türkei, unweit der Stadt Eskişehir.
Seit etlichen Jahren wird auch in Tansania (Ostafrika) Meerschaum gefördert. Das erdgeschichtlich wesentlich jüngere Material ist von

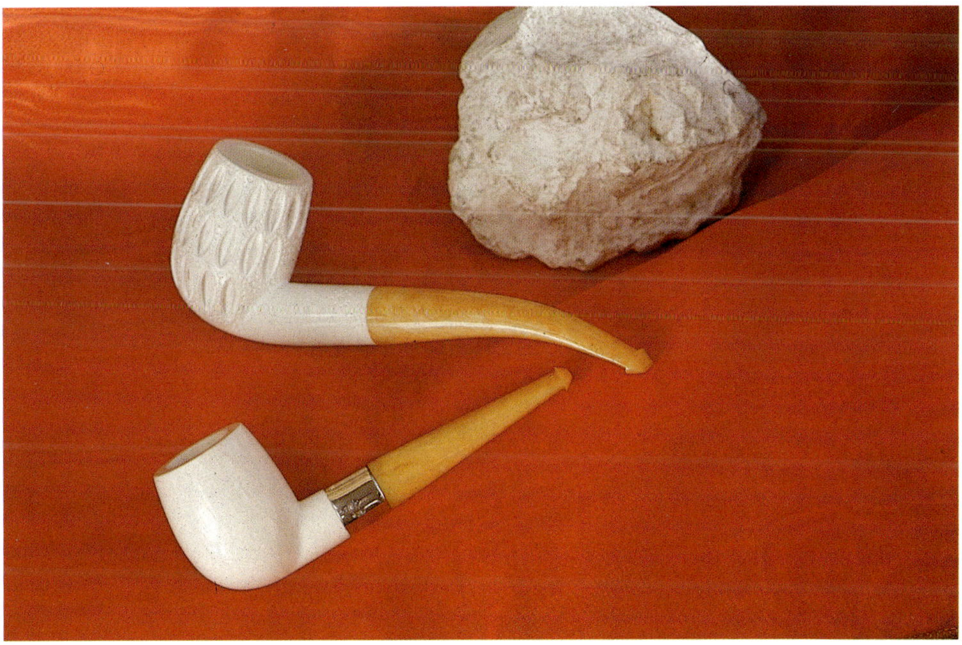

Zeitgenössische Meerschaumpfeifen

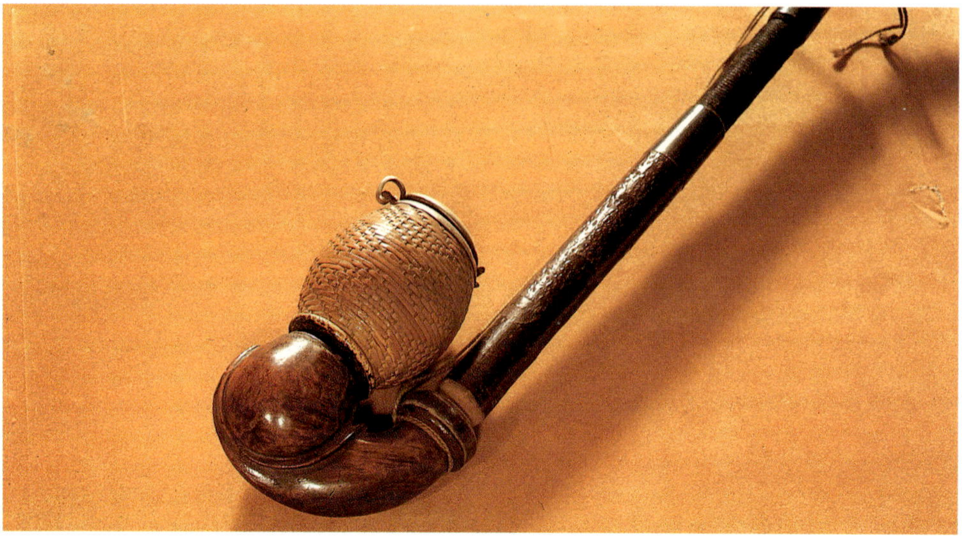

Umsponnene Gesteckpfeife aus Meerschaum

der Farbqualität und den spezifischen Eigenschaften nicht mit dem türkischen Meerschaum vergleichbar. Meerschaum (wissenschaftlich Sepiolith) ist ein kristallwasserhaltiges Magnesiumsilikat. Die Hauptbestandteile sind Kieselerde, Magnesium, Kohlensäure, Wasser und Tonerde. Über die Entstehung herrscht keine Einmütigkeit, aber Fachleute, Geologen und Mineralogen, vertreten heute die Meinung, daß Meerschaum ein Verwitterungsprodukt des Serpentinits ist.

Der Abbau geschieht unter Tage. Das wertvolle Mineral muß sehr behutsam aus dem Gestein gebrochen werden, um eine gute Ausbeute zu erzielen. Der Ausschuß ist nicht geringer als beim Bruyère, allerdings werden auch kleinere Stücke gefördert, die dann zur Herstellung von Massameerschaumpfeifen verwendet werden. Die Stücke werden mit einfachen Werkzeugen von der ansitzenden Erde und Gesteinsresten befreit, grob gereinigt und behutsam getrocknet.

Meerschaum ist nicht gleich Meerschaum. Neben dem bereits erwähnten Unterschied zwischen türkischem und afrikanischem Meerschaum sollten Sie auch über die künstlichen Varianten Bescheid wissen. Die Unterschiede sind allerdings für einen Laien schlecht feststellbar. Erst durch den Gewichtsvergleich merkt man den Unterschied. Blockware ist gewöhnlich leichter als Massameerschaum. Weil Ausnahmen auch hier die Regel bestätigen, kann ich deshalb nur empfehlen, bei einem seriösen Händler zu kaufen.

Preßmeerschaum wird aus Blockmeerschaumabfällen und für die Pfeifenproduktion zu kleinen Stücken unter Druck zusammengefügt. Außer einem neutralen Bindemittel wird kein fremder Stoff mitverarbeitet.

Massameerschaum wird aus Meerschaumabfällen hergestellt, der gewaschen und unter Wasserzusatz zu einem Brei gemahlen, mehrfach gesiebt und geschlemmt wird. Diesem Halbfabrikat wird der Versatz aus Wasserglas, Wasser und Kali beigemischt. Nach dem Kochen und Sieben wird die Masse in mit Leinen ausgeschlagenen Formkisten getrocknet. Sobald ein Teil des Wassers abgeflossen ist, werden die überstehenden Leinwandteile auf die Masse gelegt und angedrückt. Nach 12stündiger natürlicher Trocknung werden die Kisten noch in einer Trockenkammer bei etwas höheren Temperaturen 10 bis 12 Stunden nachgetrocknet. In noch leicht feuchtem Zustand wird das Material in passende Blöcke geschnitten und kann danach wie Naturmeerschaum verarbeitet werden. Neuerdings wird Massameerschaum nach modernen Methoden ohne Versatz gegossen.

Der Ursprung der Meerschaumpfeife

Wegen der leichten Bearbeitbarkeit begann man in der Türkei schon früh damit, allerlei Dinge aus dem weichen Material zu schnitzen. Wann die ersten Pfeifen entstanden, ist nicht genau bekannt. Mit Sicherheit wurden bereits im 17. Jahrhundert in Anatolien Pfeifen aus Meerschaum hergestellt und sind durch die Türkenkriege in Europa bekannt geworden.

Sicher ist, daß die ersten europäischen Meerschaumpfeifen in Ungarn hergestellt wurden, vermutlich in Debrecen, einem Zentrum der ungarischen Pfeifenherstellung, das noch vor Budapest rangierte. Die Formen der alten Meerschaumköpfe weisen darauf hin. Es ist deshalb kein Zufall, daß auch noch viel später, an anderen Orten gefertigte Meerschaumpfeifenköpfe stark an die ostungarischen Typen erinnern. Nach Budapest und Wien entstanden im 18. Jahrhundert an mehreren Orten in Mitteleuropa Zentren der Meerschaumpfeifenherstellung. Die bekanntesten lagen beziehungsweise liegen im deutschen Sprachraum. Im 19. Jahrhundert war Wien die unbestrittene Hochburg der Meerschaumpfeifenherstellung. Um 1870 gab es etwa 200 Betriebe.

Sehr früh begann man auch in Ruhla/Thüringen mit der Meerschaumpfeifenproduktion. Ein genaues Datum des Ursprungs ist nicht zu ermitteln.

Bekannt ist, daß um 1800 in Ruhla 150 Personen in 27 Betrieben mit der Meerschaumherstellung beschäftigt waren.

Fest steht außerdem, daß sich die Thüringer allerhand einfallen ließen. Zum Beispiel geht die Herstellung des erwähnten Massameerschaums auf eine Ruhlaer Erfindung zurück.

Erwähnenswert ist neben Wien und Ruhla besonders die Hansestadt Lemgo in Lippe, wo in der zweiten Hälfte des 18. Jahrhunderts einige Handwerker damit begannen, Meerschaumpfeifen anzufertigen.

Im Gegensatz zu Ruhla, wo man sich mehr auf Massenfertigung eingestellt hatte, setzten die Lemgoer mehr auf Qualität. Die zum Teil reich verzierten und geschnitzten Köpfe waren im In- und Ausland begehrt.

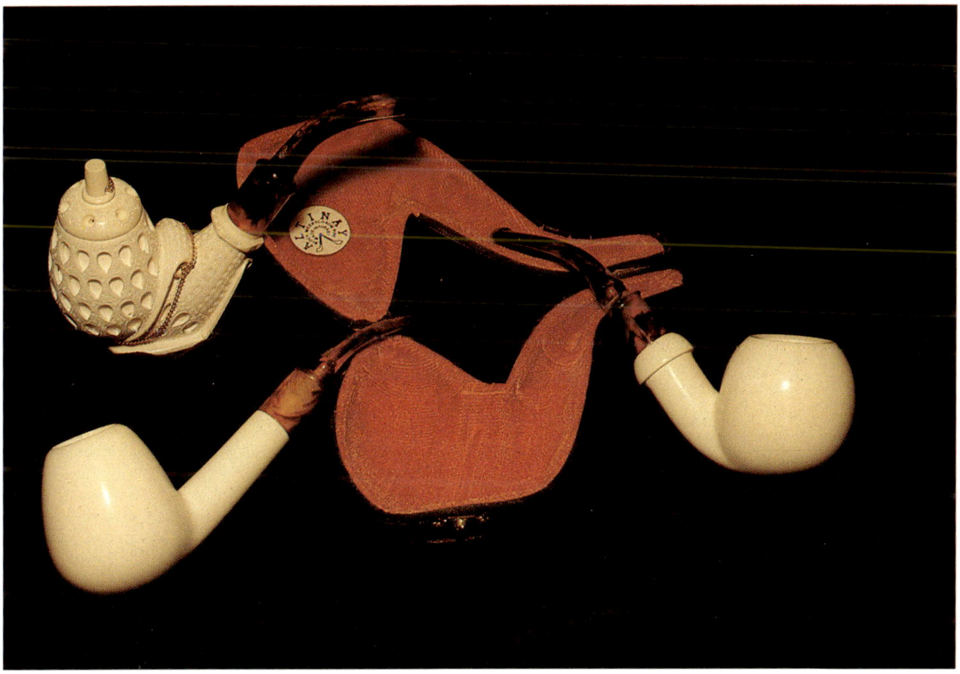

Meerschaumpfeifen von Altinay, Türkei

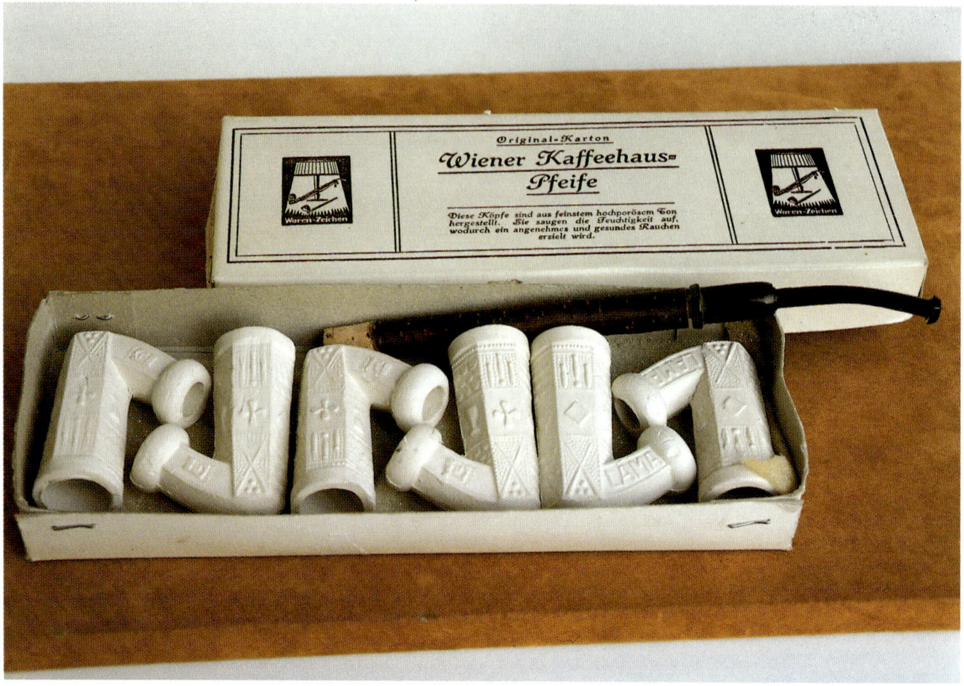

Wiener Kaffeehauspfeife

Auch in England und Frankreich wurden Meerschaumpfeifen gefertigt.
Bei der Vorliebe amerikanischer Raucher für Meerschaum ist es verständlich, daß sich bereits im 19. Jahrhundert Pfeifenmacher aus dem deutschen Sprachraum, vornehmlich Wien, in den Staaten niederließen, weil für Meerschaumartikel ein großer Markt vorhanden war. Bekanntester Einwanderer war August Fischer (1867), Sproß einer alten Wiener Meerschaumdrechslerfamilie, dessen Nachfolger Paul Fischer heute zu den bekanntesten Meerschaumpfeifenherstellern in den USA gehört.
Einen festen Marktanteil, besonders in der Bundesrepublik, haben seit einigen Jahren die Blockmeerschaumpfeifen aus der Türkei. Sie sind preislich recht günstig und werden größtenteils mit 9-mm-Filterbohrung geliefert, um auf dem deutschen Markt neue Kundenkreise zu erschließen. Sie haben zumindestens die höherpreisigen Amboselipfeifen aus Tansaniameerschaum verdrängt, weil sie sich oberflächlich von den Wiener Fabrikaten kaum unterscheiden lassen.

Pfeifenherstellung

Die Knollen werden in passende Stücke geschnitten und dann in kalkfreiem Wasser eingeweicht. Nach mehrstündigem Trocknen, aber noch in weichem Zustand, beginnt die Formarbeit. Nach dem Aussägen an der Bandsäge und Schnitzen der Rohform wird der Kopf an einer Drechslerbank von Hand gedreht und gebohrt. Großes Geschick erfordert die anschließende Nacharbeit mit speziellen Werkzeugen. Das Zugloch im Holm wird mit Handbohrern gebohrt, und zwar einmal vom Holmende her und außerdem mit gekröpften, sogenannten Luftbohrern auch vom Tabakraum her. Letzte Unebenheiten werden mit feinstem Schleifleinen und Schachtelhalm beseitigt. Nach dem Trocknen kommen die Pfeifenköpfe in den Wachskessel. Hierzu darf aber nur weißes, gebleichtes Wachs verwendet werden.
Weil die Köpfe das Wachs unterschiedlich schnell annehmen, muß die Arbeiterin auf eine gleichmäßige Färbung und auf das Ausbleiben

der Blasenbildung achten, um den einen Kopf früher als den anderen aus dem Kessel zu nehmen. Die früher praktizierte Vorbehandlung der Köpfe in Walratfett gehört der Vergangenheit an.
Hochwertige Meerschaumpfeifen werden mit Bernsteinmundstücken ausgerüstet, ersatzweise mit Paraspitzen. Die Bezeichnung *cultured Amber* weist daraufhin, daß es sich um Preßbernstein handelt, der aus Naturbernstein hergestellt wird. Im Gegensatz dazu werden türkische Meerschaumpfeifen und Massaköpfe mit Kunstharzmundstücken geliefert.
Vor der Verarbeitung wird den Meerschaumklötzen das zeolithische Wasser entzogen. Wird diese Maßnahme nicht durchgeführt, bekommt die Pfeife nach einigen Monaten einen bitteren Geschmack.

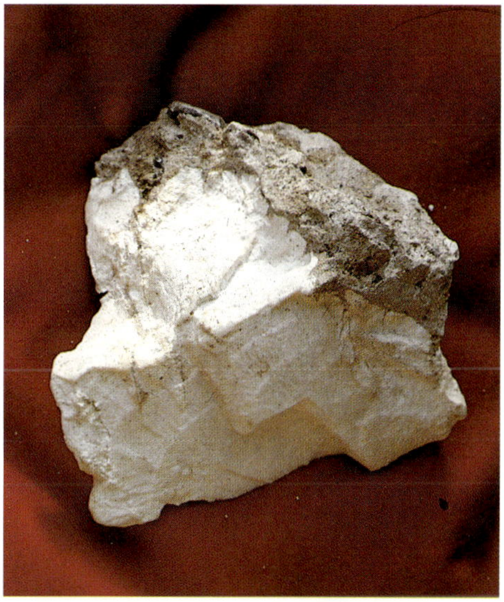

So kommt Meerschaum aus dem Bergwerk

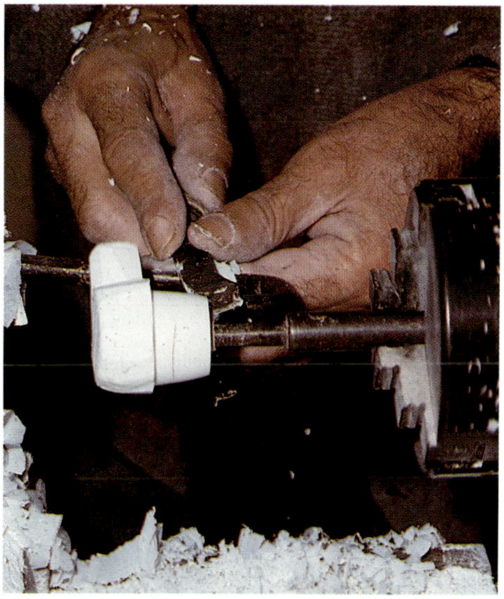

... der Kopf weggedreht...

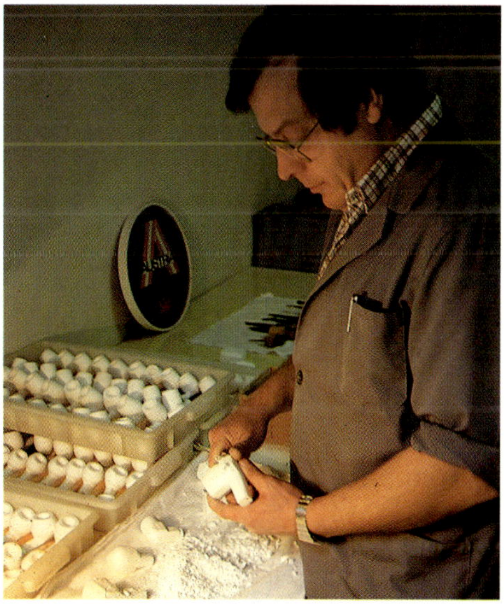

Die Kopfform wird grob herausgearbeitet...

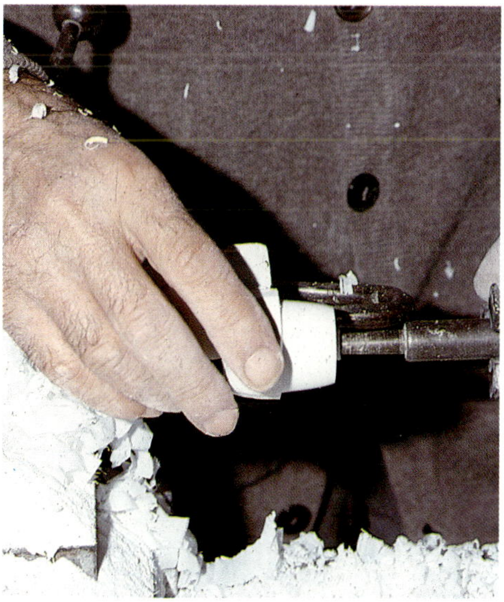

... und die Kopfbohrung angebracht

Rauchen und Pflege

Das Anrauchen der Meerschaumpfeife geschieht mit ganz gefülltem Kopf; Durchrauchprobleme wie bei Holzpfeifen gibt es zwar nicht, trotzdem muß die Pfeife langsam und gleichmäßig zu Ende geraucht werden. Bei zu heißem Rauchen kann es geschehen, daß sich das im Pfeifenkopf eingebrachte Wachs zu stark erwärmt und zum Pfeifenboden sinkt. Eine schöne, gleichmäßige Tönung des Kopfes ist dann nicht mehr zu erwarten, vielmehr verfärbt sich nur der Holm. Der Kopf bleibt dann als solcher dort, wo die größte Hitze entsteht, hell.
Gewachste Meerschaumpfeifen sollen beim Rauchen nicht am Kopf gehalten werden, um zu vermeiden, daß Fingerabdrücke entstehen. Besonders in der Anrauchphase soll die Pfeife regelmäßig, aber nicht zu oft benutzt werden. Plötzliche Abkühlung kann zur Rißbildung führen, das Ablegen auf eine kalte Platte beim Rauchen sollte man deshalb vermeiden.

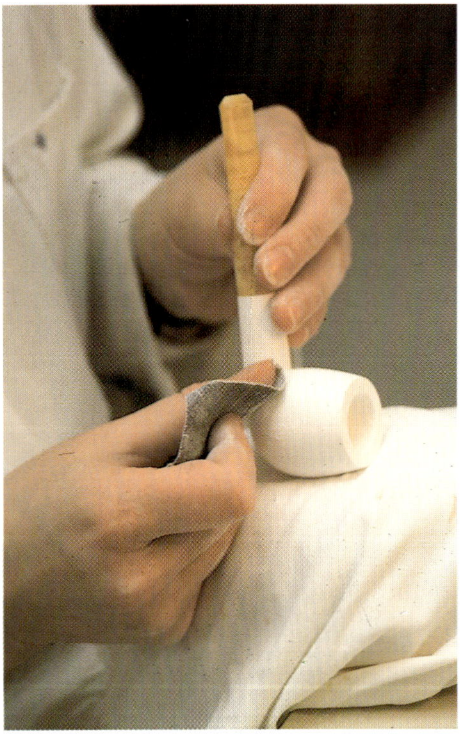

Der Feinschliff

Die Anschaffung eines Lederpfeifenhalters ist ratsam, die Meerschaumpfeife liegt darin absolut sicher und weich. Für die Pfeifenpflege gelten im großen und ganzen die Regeln wie für Bruyèrepfeifen. Das Wichtigste ist also, keine Reste nach dem Rauchgenuß im Tabakraum zu belassen und den Rauchkanal gewissenhaft trocken zu halten. Weil die heute üblichen Teflonzapfen sich durch die Wärme nicht ausdehnen, kann die Pfeife nach dem Räumen des Kopfes gleich auseinandergenommen werden, um den Rauchkanal mit weichen Putzern zu trocknen.
Die alte Regel »Mundstücke bei Meerschaumpfeifen links herumdrehen« galt nur für Pfeifen, die mit Gewindeverbindungszapfen montiert waren. Zum Glück sind diese empfindlichen Stücke nicht mehr im Handel, darum – Mundstück auch wie gewohnt rechtsherum hinein- und herausdrehen, damit sich der eingeschraubte Teflonzapfen nicht löst. Die Reinigungsdochte müssen im Holm sehr behutsam in Richtung Kopf geschoben werden, damit die scharfen Spitzen nicht die dem Zugloch gegenüberliegende Innenwand zerstören. Einmal im Monat sollte die Außenfläche der kalten Pfeife mit einem weichen feuchten Tuch gereinigt und trocken nachgeputzt werden. Die Kohlekruste, die in der Meerschaumpfeife überflüssig ist, entfernt man am besten und einfachsten mit mittelkörnigem Sandpapier.
Die wichtigste Tugend eines Meerschaumpfeifenrauchers ist Geduld. Neben der besonderen Gaumenfreude erleben Sie die langsame Verfärbung von Weiß über Elfenbein zum leichten Braun, die Verwandlung ist also durchaus spannend. Die Meerschaumpfeife ist ein Rauchgerät für Mußestunden, bei liebevoller Behandlung verschafft sie Ihnen höchsten Rauchgenuß!
Die »liebevolle« Behandlung sollte jedoch nicht dazu führen, daß Ihre Meerschaumpfeife eine »Weihnachts«- oder »Namenstags«-Pfeife wird, die nur bei besonderen Anlässen hervorgeholt wird. Sie sollten sie regelmäßig benutzen, sie ist kein »Mädchen rühr mich nicht an«, sondern ein Rauchgerät wie jede andere Pfeife. Als Schmuckstück für den Pfeifenschrank ist sie gewiß zu schade – schon allein aufgrund der hervorragenden Raumeigenschaften.

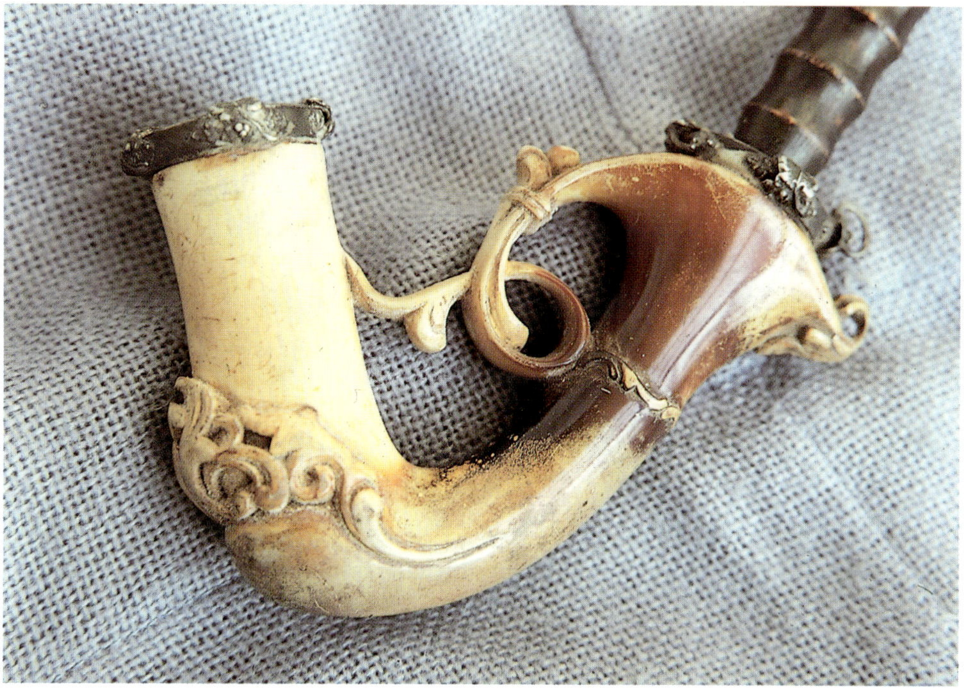

Kopf einer Meerschaumpfeife, 19. Jahrhundert

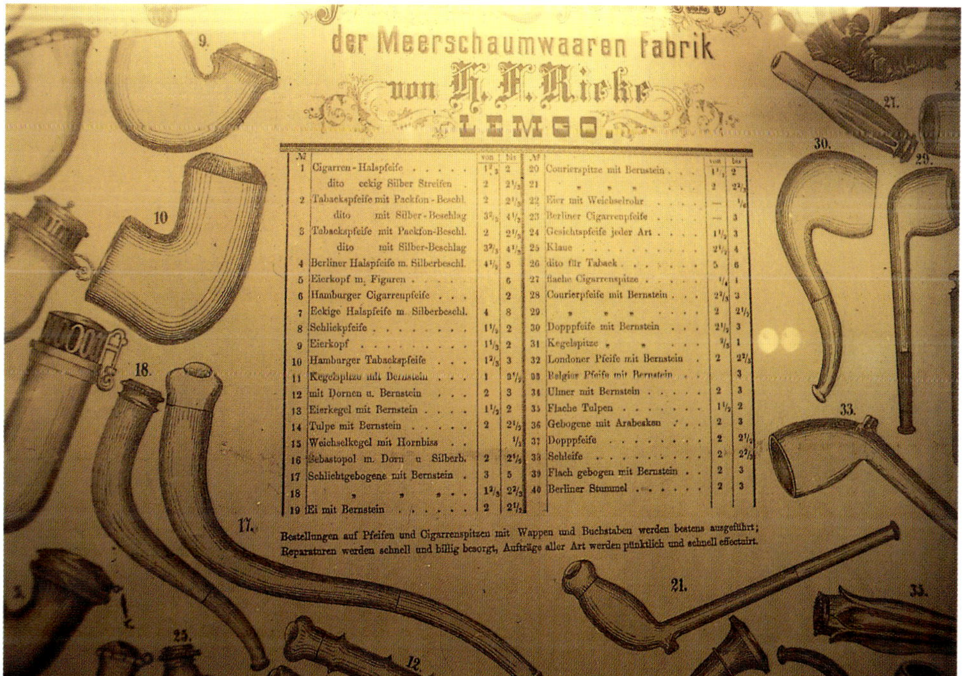

der Meerschaumwaaren Fabrik
von H. F. Rieke
LEMGO.

№		von	bis	№		von	bis
1	Cigarren-Halspfeife	$1\frac{1}{3}$	2	20	Courierspitze mit Bernstein . . .	$1\frac{1}{2}$	2
	dito eckig Silber Streifen .	2	$2\frac{1}{2}$	21	„ „ „	2	$2\frac{2}{3}$
2	Tabackspfeife mit Packfon-Beschl.	2	$2\frac{1}{2}$	22	Eier mit Weichselrohr	—	$\frac{1}{4}$
	dito mit Silber-Beschlag	$3\frac{2}{3}$	$4\frac{1}{2}$	23	Berliner Cigarrenpfeife . . .	—	3
3	Tabackspfeife mit Packfon-Beschl.	2	$2\frac{1}{2}$	24	Gesichtspfeife jeder Art	$1\frac{1}{2}$	3
	dito mit Silber-Beschlag	$3\frac{2}{3}$	$4\frac{1}{2}$	25	Klaue	$2\frac{1}{2}$	4
4	Berliner Halspfeife m. Silberbeschl.	$4\frac{1}{2}$	5	26	dito für Taback	5	6
5	Eierkopf m. Figuren		6	27	flache Cigarrenspitze	$\frac{1}{4}$	1
6	Hamburger Cigarrenpfeife . . .		2	28	Courierpfeife mit Bernstein . . .	$2\frac{2}{3}$	3
7	Eckige Halspfeife m. Silberbeschl.	4	8	29	„ „ „	2	$2\frac{1}{2}$
8	Schlickpfeife	$1\frac{1}{2}$	2	30	Dopppfeife mit Bernstein . . .	$2\frac{1}{2}$	3
9	Eierkopf	$1\frac{1}{3}$	2	31	Kegelspitze „ „	$\frac{2}{3}$	1
10	Hamburger Tabackspfeife . . .	$1\frac{2}{3}$	3	32	Londoner Pfeife mit Bernstein .	2	$2\frac{2}{3}$
11	Kegelspitze mit Bernstein . . .	1	$2\frac{1}{2}$	33	Belgier Pfeife mit Bernstein . .		3
12	mit Dornen u. Bernstein	2	3	34	Ulmer mit Bernstein	2	3
13	Eierkegel mit Bernstein	$1\frac{1}{2}$	2	35	Flache Tulpen	$1\frac{1}{2}$	2
14	Tulpe mit Bernstein	2	$2\frac{1}{2}$	36	Gebogene mit Arabesken . . .	2	3
15	Weichselkegel mit Hornbiss . .		$\frac{1}{2}$	37	Dopppfeife	2	$2\frac{1}{2}$
16	Sebastopol m. Dorn u. Silberb.	2	$2\frac{1}{2}$	38	Schleife	2	$2\frac{2}{3}$
17	Schlichtgebogene mit Bernstein .	3	5	39	Flach gebogen mit Bernstein . .	2	3
18	„ „ „ . . .	$1\frac{2}{3}$	$2\frac{2}{3}$	40	Berliner Stummel	2	3
19	Ei mit Bernstein	2	$2\frac{1}{2}$				

Bestellungen auf Pfeifen und Cigarrenspitzen mit Wappen und Buchstaben werden bestens ausgeführt; Reparaturen werden schnell und billig besorgt, Aufträge aller Art werden pünktlich und schnell effectuirt.

Katalogseite eines Pfeifenversandes

Calabashpfeifen

Dieses Rauchgerät erfreut sich in letzter Zeit zunehmender Beliebtheit. Die Pfeife wird für den europäischen Markt ganz grundsätzlich mit einem Meerschaumeinsatz ausgerüstet. Ursprung, Herstellungsverfahren und Raucherlebnis unterscheiden sich jedoch von der wesentlich älteren Meerschaumpfeife. Wenn ich vom Alter der Calabashpfeife spreche, meine ich den meerschaumgefütterten, etwa seit 1900 gefertigten Typ. Ob und seit wann afrikanische Eingeborene nach Entfernung des Fruchtfleisches den getrockneten Flaschenkürbis als Rauchgerät benutzten, ist ungewiß.
Anfängliche Versuche, den Fruchtkörper mit Gips oder Blech auszufüttern, konnten nicht befriedigen, die optimale Lösung brachte die Komplettierung mit dem Meerschaumeinsatz.
Bereits während des Wachstums wird der Kürbis nach und nach, mehrfach in der Woche, sehr behutsam gerichtet. Nach der Ernte wird der für die Pfeifenherstellung benötigte Teil abgesägt und in großen Bottichen zirka 12 Stunden gekocht. Enthäutet wird mechanisch, das Fruchtfleisch wird von Hand entfernt.

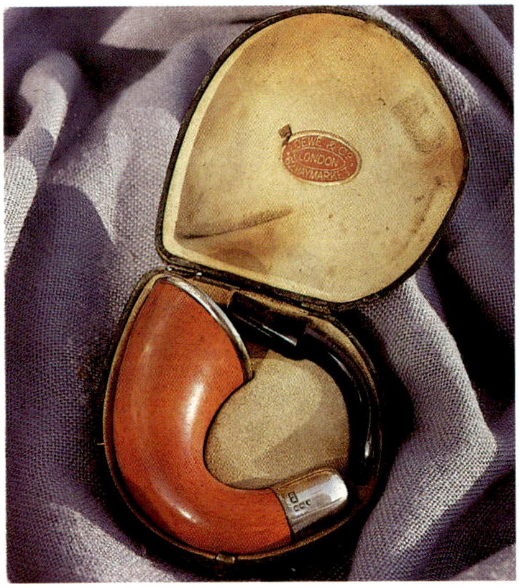

Calabash, England, um 1910

Bei der Lagerung und Trocknung muß die geeignete Temperatur und Luftfeuchtigkeit genau eingehalten werden, um eine glatte Oberfläche zu erhalten. Das Erntegut wird vor dem Versand in mehrere Qualitätsstufen unterteilt.
Im Herstellungsbetrieb sind viele Arbeitsgänge erforderlich: Durchbohren des Stieles, Planschleifen der großen Öffnung und glätten und polieren der Oberfläche. Danach wird das Verbindungsstück am Stiel aufgesetzt. Außer Bruyèreansätzen sind auch Verbindungsstücke aus Silber, Edelhölzern oder Akryl üblich. Das Mundstück wird meist aus Ebonit (Hartgummi) gefertigt, zum Teil auch aus bernsteinfarbigem Juvelit.
Zum sicheren und weichen Sitz des Meerschaumeinsatzes wird in der großen Öffnung ein Korkring eingepaßt.
95% aller Calabashpfeifen werden mit Massaeinsätzen ausgerüstet. Bedenken sollten Sie allerdings, daß sich ein Massameerschaumeinsatz irgendwann erschöpft und deshalb nach Jahren ausgetauscht werden muß.

Einrauchen

Das Einrauchen der Calabashpfeife ist ein Vergnügen! Die Pfeife raucht sich mild und kühl und wird nicht zu heiß. Sie brauchen keinerlei Einrauchvorschriften zu beachten. Zu Anfang, im »jungfräulichen« Zustand, eignet sich die Pfeife gut zum Testen einer Tabaksorte. Weil sich an den Wänden die Schadstoffe ablagern, erübrigt sich ein Filter.
Als Nachteil empfinden manche Raucher die durch Größe und Form bedingte Unhandlichkeit. Ich kann mich dieser Meinung nicht anschließen, weil die Calabash als Hauspfeife für geruhsame Stunden gedacht ist und deshalb nicht in die Pfeifentasche gehört.

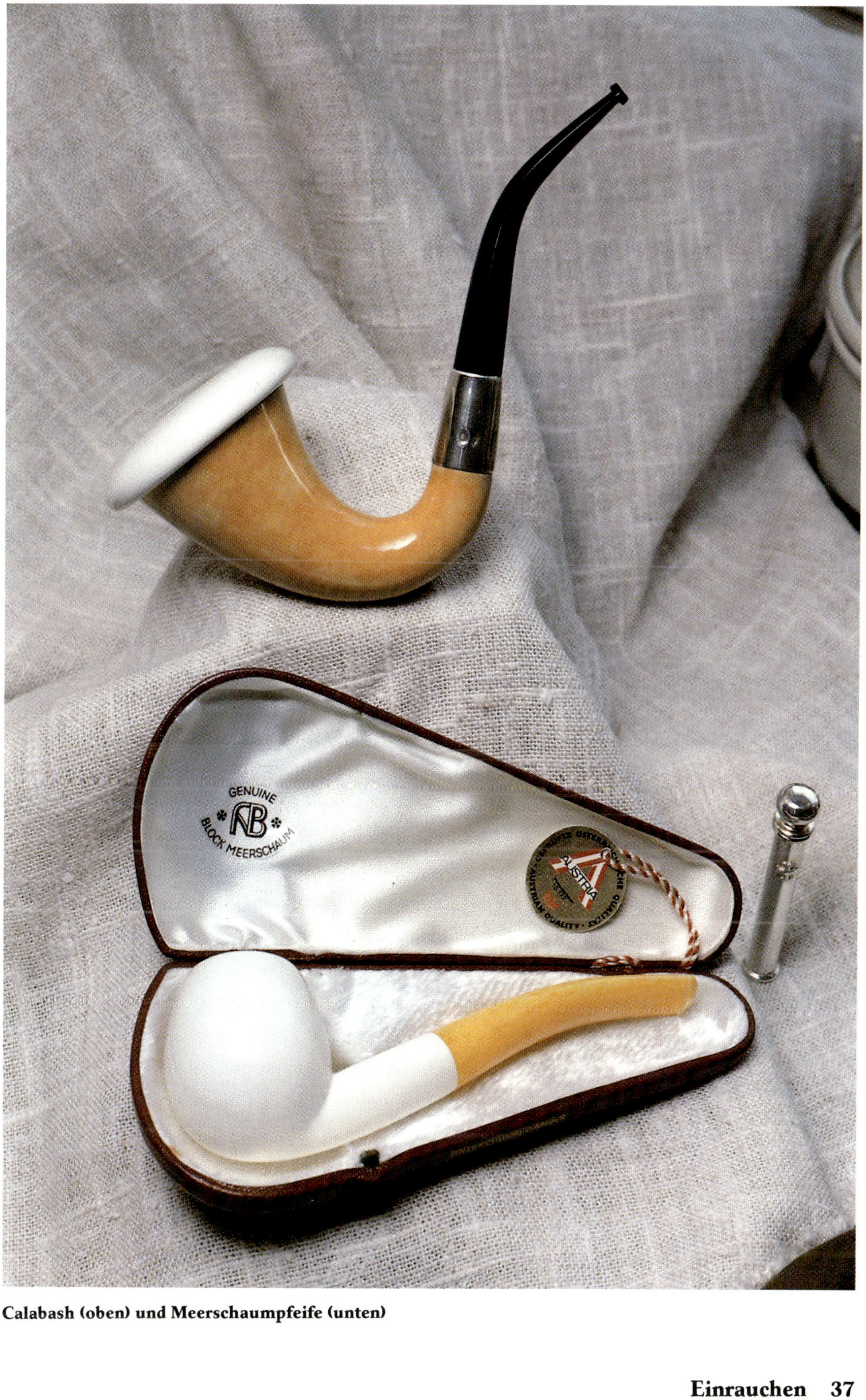

Calabash (oben) und Meerschaumpfeife (unten)

Pflege

Die richtige Pflege der Calabashpfeife ist unumgänglich, wenn Sie mit Genuß rauchen wollen. Auf folgende Dinge müssen Sie achten: Beim Abdrehen des Mundstückes bei leichter Rechtsdrehung die Pfeife am Bruyèreansatz anfassen, nicht am Fruchtkörper, um die Verbindungsstelle nicht zu überlasten. Das Abnehmen des Meerschaumeinsatzes geschieht mit leichter Linksdrehung. Gießen Sie reinen Weingeist in den Hohlkörper und verfahren Sie wie beim Cognacschwenken. Nach etwa 4 bis 5 Minuten gießen Sie die Flüssigkeit aus der kleinen Öffnung aus. Danach werden die gelösten Teile mit weichem Lappen und Bürste entfernt. Das Mundstück reinigen Sie wie bei anderen Pfeifen. Der Meerschaumeinsatz wird von unten mit Alkohol abgerieben. Wenn eine anliegende Teerschicht dadurch nicht verschwindet, können Sie diese vorsichtig mit der Flamme Ihres Feuerzeuges abbrennen. Das Abbrennen hat übrigens noch eine andere Wirkung: die eventuell weich gewordene Unterseite des Einsatzes härtet dadurch wieder aus.
Die Pflege des Tabakraumes erfolgt wie bei Meerschaumpfeifen.
Lassen Sie die Pfeife im zerlegten Zustand mindestens über Nacht austrocknen. Die beschriebene Alkoholreinigung sollte spätestens nach dem 20sten Gebrauch geschehen.
Reparaturmöglichkeiten bei Calabashpfeifen beschränken sich auf Spitze und Meerschaumeinsatz. Nach Auskunft von einem Lieferanten kann ein zerbrochener Fruchtkörper nicht repariert werden, es sei denn, Sie versuchen es selbst mit einem guten Klebstoff.
Nach meinen Erfahrungen kann ich den Erwerb einer Calabashpfeife jedem empfehlen.

Metallpfeifen

Rauchgenuß in Verbindung mit Metall ist für die meisten Raucher schlecht vorstellbar. Trotzdem haben Metallpfeifen schon immer eine nicht ganz unbedeutende Rolle gespielt.
Die Zerbrechlichkeit der Tonpfeifen mag der Grund gewesen sein, für Reisende, und insbesondere für Landsknechte, ein bruch- und feuerfestes Rauchgerät zu schaffen. Es entstanden Pfeifen mit eisernen Köpfen, die teilweise den Formen der Tonpfeifen nachgebildet wurden. Edelleute, denen die »Eisernen« zu ordinär waren, ließen sich silberne Pfeifen anfertigen, die zum Teil reich verziert und mit Edelsteinen besetzt waren.
Den Vorteil der Unverwüstlichkeit mußten die Raucher mit dem geschmacklichen Nachteil gegenüber den Tonpfeifen bezahlen. Zwei weitere Probleme waren das Gewicht und die gute Wärmeleitfähigkeit der Metallköpfe. Die Pfeifen wurden so heiß, daß ein hölzernes Rohr notwendig war, um das Gerät ohne Beschwerden halten zu können. Wegen dieser Nachteile haben sich Metallpfeifen in Europa nicht recht durchsetzen können. In entlegenen Alpentälern hat man bis in unsere Zeit kurze Pfeifen und auch Gesteckpfeifen mit Metallköpfen gefertigt. Weit verbreitet sind Metallpfeifen hingegen in Ostasien, und hier ganz besonders in Japan und

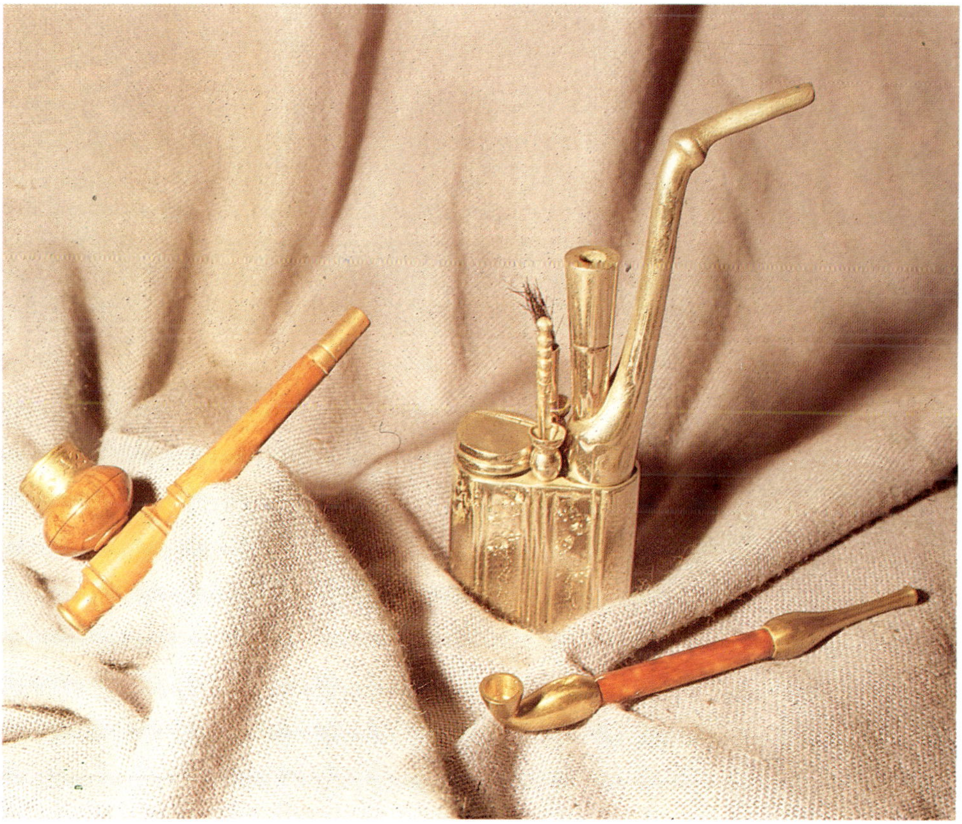

Beduinenpfeife, chinesische Wasserpfeife, japanische Kiseropfeife (von links nach rechts)

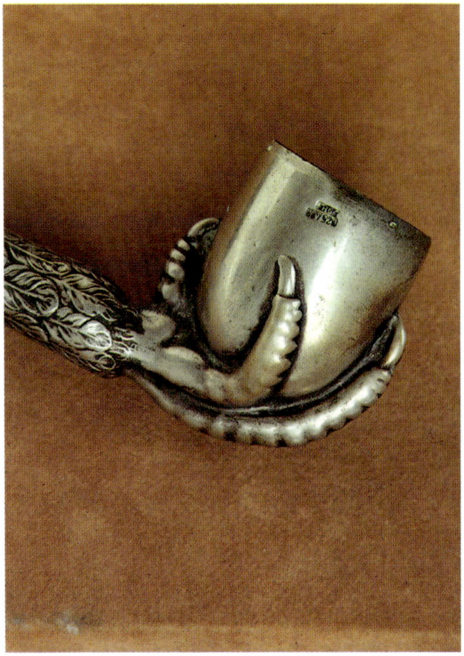

Kopf einer Metallpfeife, 19. Jahrhundert

China, aber auch noch in einigen angrenzenden Ländern.
Die Kiseros, die man hier und auch in anderen asiatischen Ländern findet und die in Hongkong als typische Souvenirs angeboten werden, haben ihre Vorbilder in Nordamerika. Sie ähneln deshalb manchen Ausführungen der Kalumets oder Tomahawkpfeifen der Indianer. Großköpfige Stücke mit langen Rohren aus Burma erinnern zum Teil an türkische Vorbilder. Asiatische Metallpfeifen mit sehr kleinen Köpfen werden von unkundigen Sammlern vielfach auch als Opiumpfeifen eingestuft. Tatsächlich handelt es sich um Tabakspfeifen. Der Raucher benutzt bei diesen Exemplaren feingeschnittenen, feuchten Tabak, den er zu einer Kugel formt und dann, trotz des kleinen Tabakraumes, recht lange rauchen kann. In verschiedenen Museen sieht man diese sogenannten *Kiseros* aus Japan, es sind dreiteilige Pfeifen, bei denen Kopf und Mundstück aus Buntmetall gefertigt werden und durch ein Rohr aus Holz oder einer Bambusart verbunden sind.

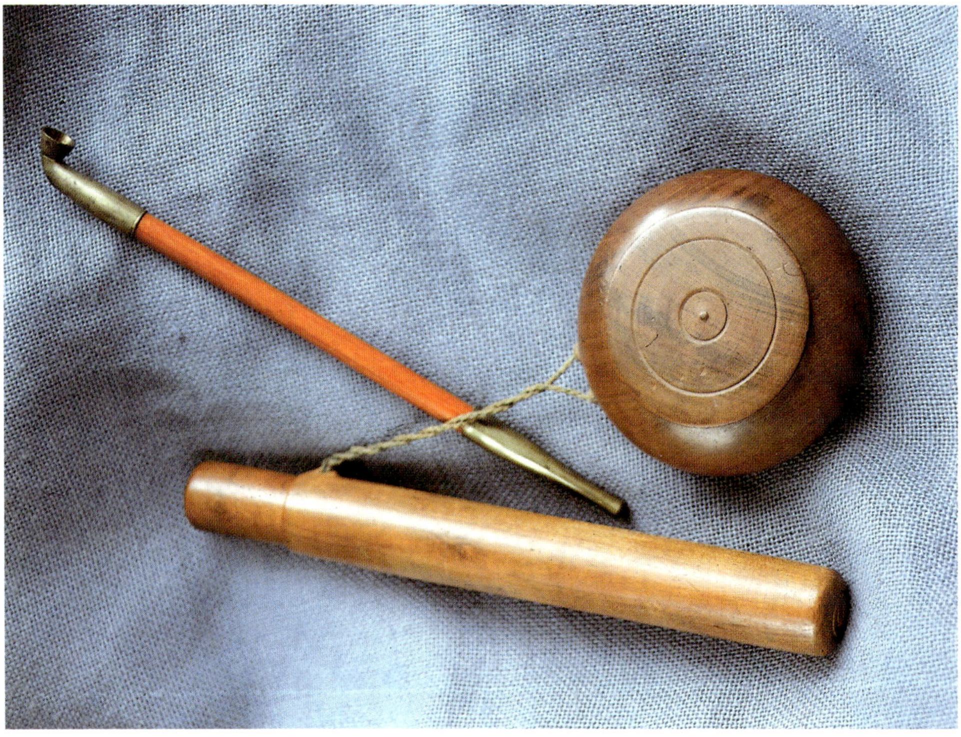

Kiseropfeife mit Etui und Tabaksdose

Außereuropäische Rauchgeräte

Die wichtigsten Pfeifen in Asien

Tschibuk

Auf der Reise in den Nahen Osten treffen wir als erste orientalische Pfeife den Tschibuk an, das klassische Rauchgerät der Osmanen. Es war Vorbild für die meisten donauländischen Pfeifen oder beeinflußte zumindest stark die Formen der dort hergestellten Stücke. Im Gegensatz zu den einteiligen Tonpfeifen Nordeuropas, aus denen sich die Kopfformen der modernen Bruyèrepfeifen entwickelt haben, sind die Tschibuks mehrteilig. Besonders die langen Exemplare, die sich recht kühl rauchen, sind Pfeifen für die Mußestunden.

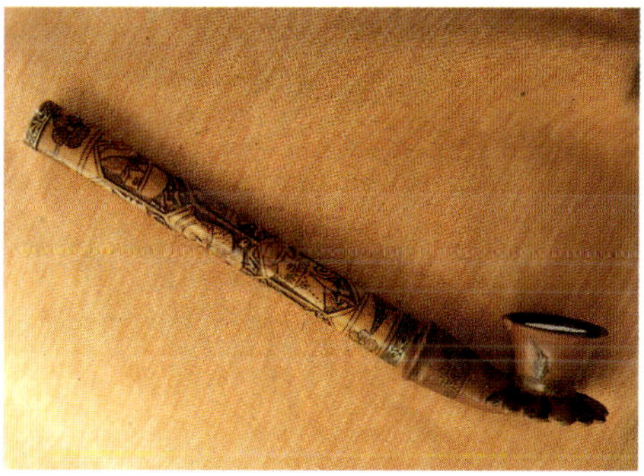

Tschibuk

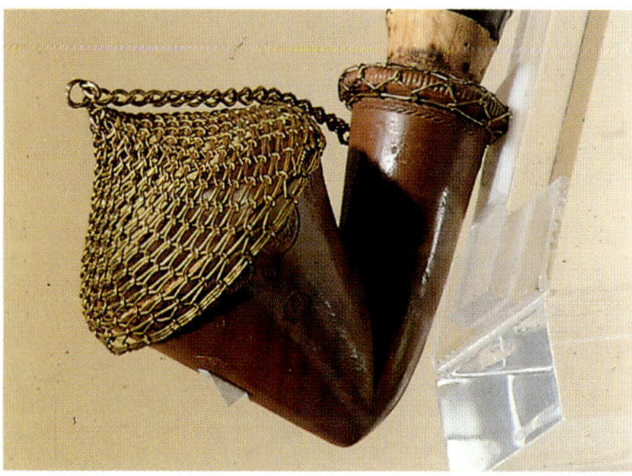

Kopf einer Tschibukpfeife

Am Ende des Tschibukrohres befindet sich ein olivenförmiges Mundstück, das ähnlich wie bei der Nargileh nicht mit den Zähnen gehalten werden kann, sondern mit der Hand an die Lippen geführt wird.

Wasserpfeifen

Wer orientalische Kaffeehausatmosphäre erleben will, muß schon in arabische Länder fahren. In der Türkei ist die Benutzung der Nargileh selten geworden. Bei einer Reise durch die Westbank (israelisch besetzter Teil Jordaniens) sah ich in den Kaffeehäusern der kleinen Städte endlich das, was ich in der Türkei vergeblich gesucht hatte: Gäste, die genüßlich an einer Wasserpfeife zogen. Man muß die Gelassenheit erlebt haben, mit der die Orientalen ihre Nargileh rauchen, um zu verstehen, daß wir Mitteleuropäer für diese Form des Tabakgenusses nicht recht taugen.
Die Wasserpfeife ist keine Erfindung der Türken oder Araber. Sie hat sich vermutlich viel weiter östlich aus dem ältesten Rauchgerät der alten Welt, der *Dhoom netra* des alten Indien, entwickelt. In einer Schrift aus dem ersten Jahrhundert nach Christi wird sie bereits erwähnt. Das Rauchgefäß bestand aus zwei Halbkugeln, von denen die untere (wahrscheinlich aus Keramik) mit glühender Holzkohle gefüllt wurde. Die obere Hälfte, wohl aus Buntmetall, nahm das Rauchmaterial (bestimmte Kräuter) auf. An der oberen Halbkugel wurde ein Mundstücksrohr mit bestimmter Krümmung befestigt.

Bei der Weiterentwicklung der Dhoom netra zur *Hooka* wurde der Verbrennungsraum außerhalb der Kugel angebracht. Bei ihr führt ein zweites Rohr in die jetzt mit Wasser gefüllte Kugel unter den Wasserspiegel. Beim Ziehen am Mundstücksrohr entstand oberhalb des Wassers ein Vakuum, das den Rauch vom Kopf durch das Wasser führte. Die Hooka, die in abgewandelter Form in Indien heute noch benutzt wird, ist somit die Urahne der orientalischen Wasserpfeifen. Sie konnte später unverändert zum Tabakrauchen benutzt werden.

Die chinesische Wasserpfeife ist eigentlich eine Miniaturausgabe der Hooka. Die chinesischen Wasserpfeifen stehen grundsätzlich in einem Metallbehälter, an dem vorn noch eine schlanke, hohe Tabakdose und in der Mitte Pinzette und Reinigungsgeräte untergebracht sind. Der Benutzer hat also auf kleinstem Raum ein komplettes »Rauchservice«.

Die Nargileh hat sich in den arabischen und osmanischen Ländern aus der Hooka entwikkelt. Im Gegensatz zur indischen Wasserpfeife besitzt sie einen wesentlich kleineren Kopf aus Ton, der den Tschibukköpfen ähnelt und im Boden mehrere Zuglöcher hat. Sie ist zwar nach dem gleichen Prinzip wie die Hooka gebaut, unterscheidet sich von ihr aber dadurch, daß beide Rohre durch den Verschluß (Korken) des Wasserbehälters geführt werden. Anstelle des starren Rauchrohres haben die Nargilehs einen Schlauch mit einem olivenförmigen, orientalischen Mundstück. Durch eine gedrechselte Verlängerung des Verschlusses kann man mehrere Schläuche anschließen, um so in geselliger Runde zu rauchen.

Die persischen Wasserpfeifen besitzen in der Regel einen Schlauch (seltener ein starres Holzrohr), der aber nicht wie bei der Nargileh durch den Verschlußkorken, sondern durch ein ober-

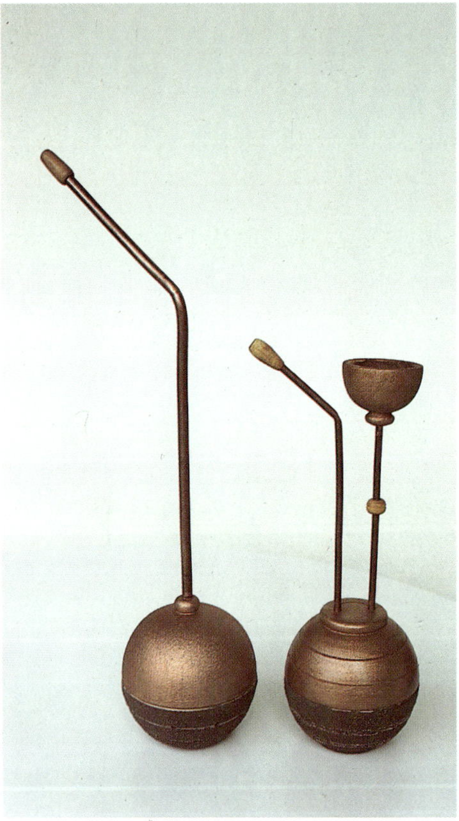

Dhoom-netra (Nachbildung aus eigener Werkstatt)

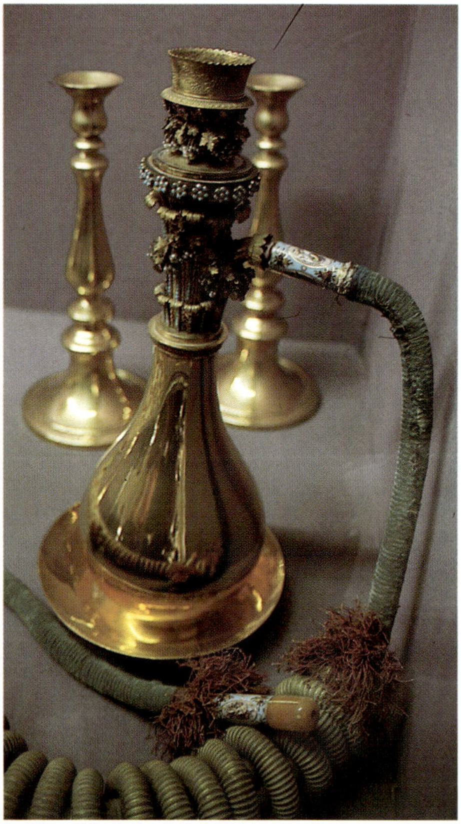

Türkische Nagileh

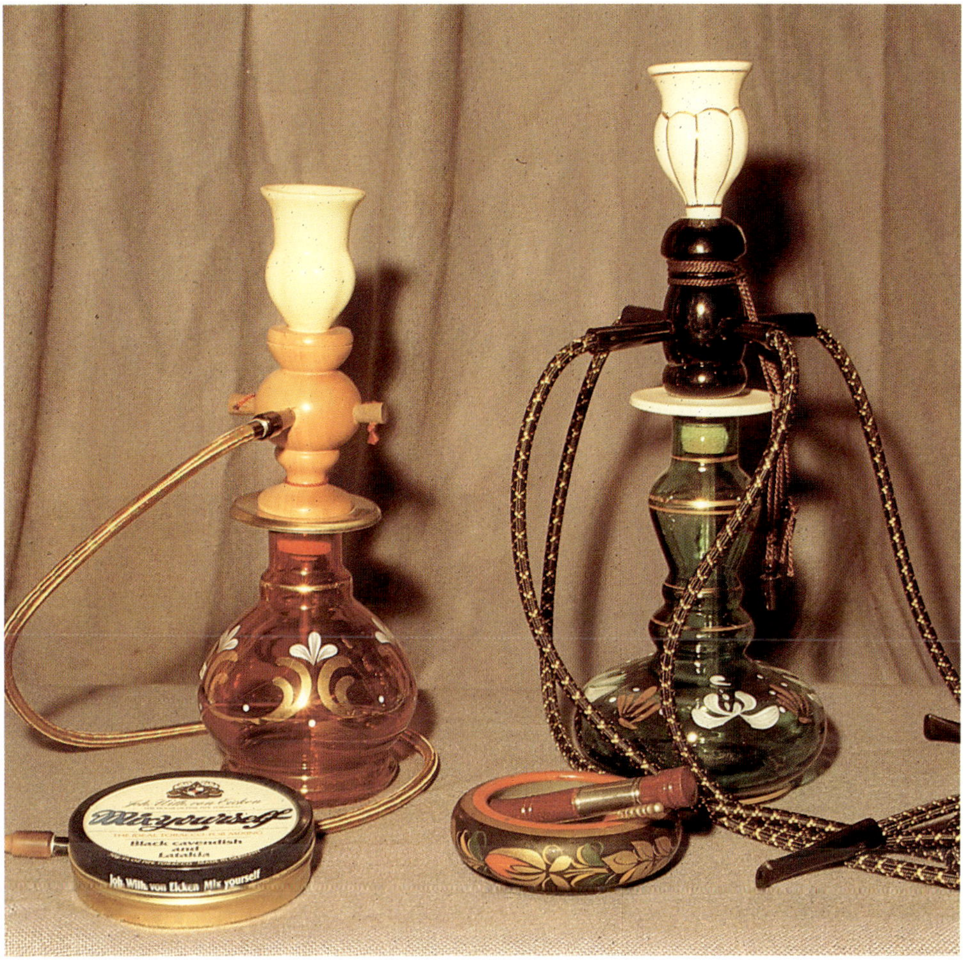

Wasserpfeifen, wie sie in deutschen Läden angeboten werden

halb der Wasserlinie im Gefäß befindliches Loch geführt wird.

Wasserpfeifen in der Praxis. – Alle orientalischen Pfeifen sind recht dekorativ und deshalb als Sammelobjekte sehr beliebt. Als Rauchgerät ist bestenfalls eine Nargileh geeignet, wenn man den Kopf austauschen kann.

Wenn Sie ein »rauchtüchtiges« Gerät erwerben wollen, rate ich zum Kauf einer Wasserpfeife »Made in Germany«, mit einem Kopf, der für unsere Tabaksorten geeignet ist. Am problemlosesten sind die Pfeifen mit *einem* Schlauch. Wenn Sie in der Runde zu zweit oder viert rauchen wollen, müssen die Schläuche ein Kugelventil haben.

Opiumpfeifen

Mit den Opiumpfeifen verlassen wir das Gebiet des genüßlichen Rauchens. Opium ist im Gegensatz zum Tabak kein Genußmittel, sondern ein Genußgift. Deshalb will ich nur der Vollständigkeit halber dieses Rauchgerät erwähnen.

An dem gewöhnlich sehr dicken Rohr werden ein schalenförmiger Kopf und ein kurzes rundes Mundstück montiert. Die Rauchkammer ist sehr klein, weil nur eine winzige Portion Opium eingeführt werden muß. An der mehr oder weniger kunstvollen Ausführung kann man den Rang des Besitzers erkennen.

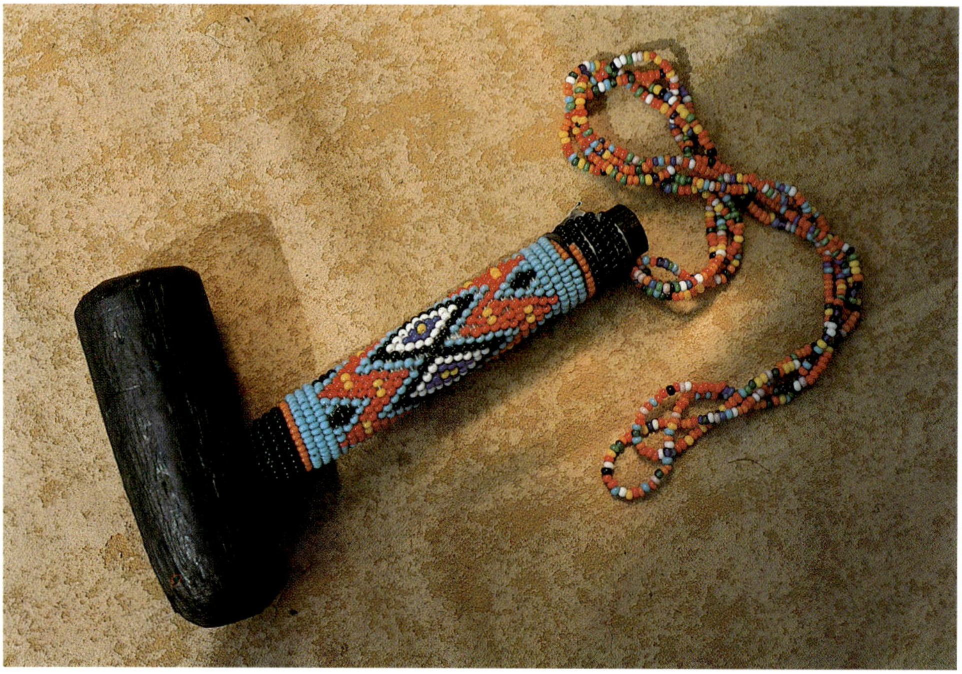

Zulupfeife aus Südafrika: der Holm ist mit Perlenstickereien geschmückt

Die Rauchgeräte Afrikas

Während man zum Beispiel von einer typisch englischen oder donauländischen Pfeife sprechen kann, sind die Pfeifen Afrikas in ihrer Vielfalt nicht so leicht einzuordnen. Erst nach längerer Beschäftigung mit ihnen kann man in etwa Alter und Herkunft bestimmen.

Ursprung und Umgang mit den Rauchgeräten sind in Afrika sehr verschieden. Es gibt kaum ein Material, das nicht verwendet wurde. Auf Grund ihrer interessanten Konstruktionen und einfallsreichen Formen sind viele afrikanische Pfeifen begehrte Sammelobjekte. – Zwischen den primitiven Holzpfeifen der Zulus und Xhosas in Südafrika und den zum Teil kunstvoll gearbeiteten Stücken der Westküstenvölker liegen Welten.

Bekannt ist, daß in verschiedenen Gegenden Afrikas schon vor der Einführung des Tabaks geraucht wurde. Besonders das Hanfrauchen als Rauschmittel aus den *Dakkapfeifen* (Dakka = Hanf) wurde bereits von den ersten Seefahrern, die in Südafrika landeten, beobachtet. Über die Entwicklung der einfachen Rauchgeräte bis zur wassergekühlten Dakkapfeife ist wenig bekannt. Es gibt aber Autoren, die der Meinung sind, daß der Ursprung aller Wasserpfeifen in Afrika liegt.

Neben den vielen Varianten der Dakkapfeife dienten den Eingeborenen später die Pfeifen der Seefahrer und Eroberer als Vorbilder, die in ihrer Grundform zunächst nachgeahmt und im Laufe der Zeit je nach Geschmack der einzelnen Stämme verändert wurden. In den baumlosen Gebieten wurden Stein, Ton und Knochen als Werkstoffe für Pfeifen verwendet, während man in den Waldregionen zum Teil reichverzierte Pfeifen aus Holz herstellte. Kombinationen aus Holz, Ton und Metall sind nicht selten.

Über die unzähligen Pfeifen Afrikas ließe sich weit mehr berichten, ist aber im Rahmen dieses Buches leider nicht möglich. Die ausführlichste Beschreibung afrikanischer Pfeifen ist in den Kapiteln 10 und 11 in »The Pipe-Book« von Alfred Dunhill zu finden. Es gibt zwar eine deutsche Übersetzung, wer aber die englische Sprache beherrscht, sollte wegen der größeren Zahl von Abbildungen das Original kaufen.

Die Bruyère-Story

Vielleicht wäre die Holzpfeife ausgestorben, hätte man um 1850 nicht das unvergleichliche Bruyère für die Pfeifenherstellung entdeckt.

Die besten Schätze ruhen unter der Erde

Das wußte man bereits früher, denn schon die alten Pfeifenmacher haben mit Vorliebe Wurzelholz verarbeitet, und sie wußten, warum! Die Sternstunde für die Pfeifenraucher kam aber erst, als man in Frankreich das Bruyèreholz als Pfeifenrohstoff entdeckte. Um die unvergleichliche Wurzelknolle der Baumheide ranken sich ebenso hübsche Legenden wie um die geschätzte Meerschaumpfeife.

Namen alter Meister, wie sie aus Ulm oder Ruhla überliefert wurden, kennt man in Saint-Claude-sur-Bienne leider nicht. Es ist lediglich die Rede von einem Drechsler namens David, dem auf dem Markt von Beaucaire, wo er seine Waren verkaufte, ein Händler riet, in puncto Holz die alten ausgetretenen Wege zu verlassen und die Bruyèrewurzelknolle zu verarbeiten. Weil die Versuche positiv ausfielen, bemühte man sich um weitere Knollen. So ungefähr könnte der Anfang gewesen sein.

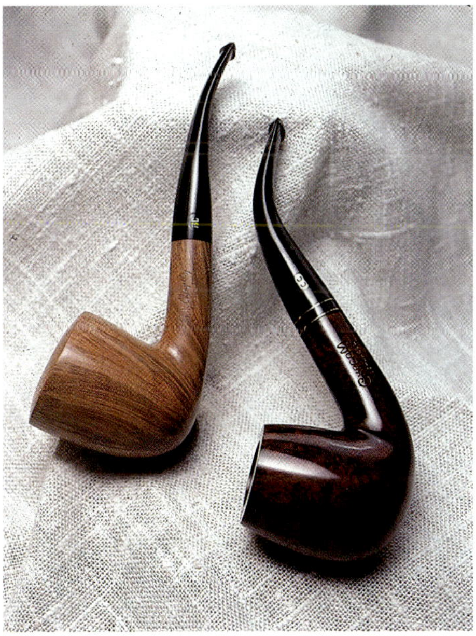

Pfeifen von Butz-Choquin aus St. Claude (links) und Chocom (rechts)

Wer nach St. Claude kommt, erfährt von den Meistern, daß die ersten Bruyèrepfeifen dort in den 50er Jahren des 19. Jahrhunderts entstanden sind. Es gibt keinen Grund, daran zu zweifeln, denn das Städtchen an der Bienne im französischen Jura war seit Jahrhunderten der Ort mit den – wahrscheinlich weltweit – meisten Drechslereien.

Insofern verlief die Entwicklung anders als in Ulm. Während sich hier Leute aus anderen Berufen das Pfeifenmachen selbst aneigneten, saßen in St. Claude qualifizierte Handwerker, die eigentlich schon viel eher Pfeifen aus Holz hätten machen können, wenn sie nicht genügend Aufträge von anderer Seite gehabt hätten. Man weiß, daß ausländische Pfeifenmacher im 17. und 18. Jahrhundert ihre Rohre aus St. Claude bezogen. Irgendwann sind die Drechsler von St. Claude dann darauf gekommen, nicht nur Rohre für andere zu fertigen, sondern selbst komplette Pfeifen herzustellen. Das muß gegen Ende des 18. Jahrhunderts gewesen sein, denn als das neue Wurzelholz Bruyère erschien, hatten sich viele Betriebe schon auf das Pfeifenmachen spezialisiert.

Sicherlich hat die Umstellung auf den neuen Rohstoff Probleme gebracht, die aber von den Fachleuten in St. Claude schnell gelöst wurden. Die Stadt im Jura ist heute das Pfeifen-Mekka

schlechthin, ein Wallfahrtsort für Pfeifeneinkäufer und -liebhaber aus der ganzen Welt.
Eine Pilgerstadt war St. Claude aber schon immer. Der Namensgeber des Städtchens, Bischof Claude von Besançon, wählte im 7. Jahrhundert die Abtei St. Oyand im hohen Jura zu seinem Alterssitz. Der Ort wurde bald zu einer bekannten Raststätte der großen Pilgerzüge nach Santiago de Compostela und zum Mont Saint Michel. Die Pilger wollten versorgt werden; so entstanden Geschäfte, und die Mönche der Abtei bildeten Handwerker aus. Früh schon richtete man eine Drechslerwerkstatt ein, wohl wissend, daß sich die dort gefertigten Rosenkränze und Andenkenartikel bei den Pilgern reger Nachfrage erfreuen würden. Im 12. Jahrhundert wird die guterhaltene Leiche St. Claudes, der inzwischen heiliggesprochen war, gefunden und beigesetzt. Der Ort trägt nun den Namen des Heiligen und wird selbst zum Ziel von Pilgern. Die Blütezeit erlebte St. Claude im 15. und 16. Jahrhundert. Mit den wachsenden Pilgerströmen stieg der Bedarf an Holzartikeln, und die Zahl der Drechslereien nahm ständig zu. Im Laufe der Zeit ging man dazu über, neben religiösen Accessoires auch Artikel des täglichen Bedarfs zu drechseln. Zum Antrieb der Drehbänke wurde die Wasserkraft der beiden durch den Ort fließenden Flüsse genutzt.
Im Jahre 1857 begann man, das Bruyèreholz manufakturmäßig zu verarbeiten. Die alten Drechslerhölzer traten bei der Pfeifenherstellung schnell in den Hintergrund, denn man hatte herausgefunden, daß dieser Rohstoff hervorragende strukturelle Eigenschaften wie Härte, Festigkeit und Porösität hat und außerdem sehr schön ist. Die Oberfläche läßt sich trotz oder gerade wegen der Härte gut glätten und ist hochpolierfähig. Hinzu kommt die Hitzebeständigkeit und eine alle anderen Hölzer übertreffende bedingte Feuerfestigkeit.
Die guten geschmacklichen Eigenschaften wurden unter den Rauchern schnell bekannt, ein durchschlagender Erfolg blieb der Bruyèrepfeife im 19. Jahrhundert indes versagt. Noch dominierte die Meerschaumpfeife, vor allem in den Rauchsalons der »feinen Gesellschaft«, dort nahm man von der Bruyèrepfeife keine Notiz.

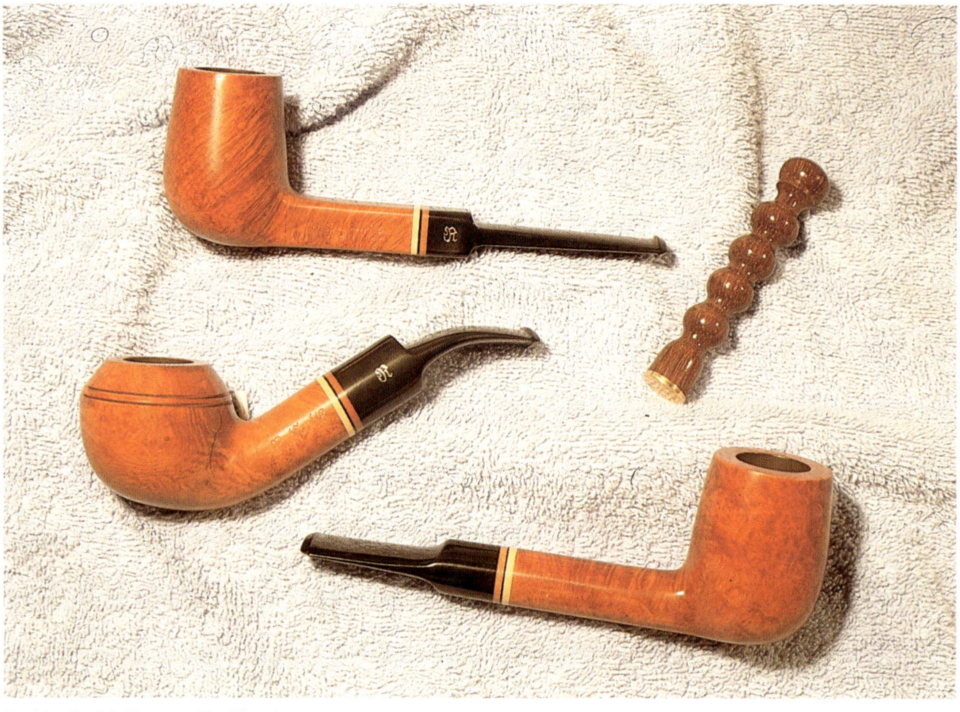

Redfords-Pfeifen aus St. Claude

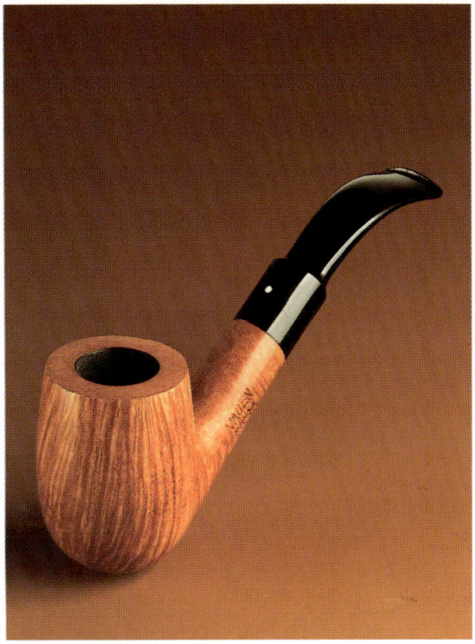

Straight-Grain-Maserung bei einer Vauen

Sie wurde das Rauchgerät des »kleinen Mannes«. Immerhin begannen in der zweiten Hälfte des 19. Jahrhunderts auch Hersteller in anderen Ländern, die Gesteckpfeifenköpfe und -abgüsse teilweise aus Bruyère zu fertigen.
Die Ära der Bruyèrepfeifen begann, als im Jahre 1907 Alfred Dunhill in London in der Dukestreet einen Tabakladen eröffnete. Seine Vorstellung von einer guten Tabakpfeife wich von der landläufigen Auffassung ab. Ab 1910 lieferte er die ersten Bruyèrepfeifen. Zeitgemäße, zweckmäßige Formen und besonders sorgfältig gearbeitete Mundstücke sorgten für den schnell wachsenden Bekanntheitsgrad der Dunhillpfeifen. Zur Markierung der Oberseite diente ein weißer Punkt auf dem korrekt mit dem Holm verschachtelten Mundstück. Nach und nach wurde der weiße Punkt zum Gütezeichen und Statussymbol dieser bald in aller Welt bekannten Nobelmarke. In Deutschland muß sich Dunhill nach einem Reichsgerichtsurteil dieses Markensymbol mit der Nürnberger Pfeifenfabrik Vauen teilen, weil dieser deutsche Hersteller den weißen Punkt als Gütezeichen für seine erste Qualitätsstufe schon vorher beim Patentamt angemeldet hatte.

Das Mutzpfeifen-Zeitalter

Nach dem Ersten Weltkrieg gewann die kurze Bruyèrepfeife immer mehr Liebhaber. Neben Dunhill gab es in England zahlreiche Firmen mit zum Teil langer Tradition, die mithalfen, das neu gewonnene Image der englischen Pfeifen zu festigen. Trotz der nach dem Krieg schlechten wirtschaftlichen Situation setzte man jenseits des Kanals weiter auf Qualität und konnte über Jahrzehnte den guten Ruf der »London made«-Pfeifen halten.
Die klassischen Formen setzten sich in allen Ländern durch und wurden in Frankreich, Deutschland und Italien in immer größeren Stückzahlen, auch zu erschwinglichen Preisen, gefertigt. Die Gesteckpfeife verlor mehr und mehr an Bedeutung und wurde – in kurzer Ausführung – nur noch auf dem Lande als sogenannte »Jägerpfeife« benutzt. Gleichzeitig wurden die englischen Tabakmixturen weltweit bekannt, auch hier verstand es Dunhill, seine Produkte trotz der relativ hohen Preise gut zu vermarkten.
In Deutschland verlief die Entwicklung anders. Eine bis dahin unbekannte Tabakfirma, Martin Brinkmann, Bremen, brachte 1920 den Feinschnitt auf den Markt, der von den Rauchern erstaunlich schnell angenommen wurde. Nicht nur die Zigarettenraucher fanden eine Alternative zu den teurer gewordenen Fabrikzigaretten, sondern auch die Pfeifenraucher bevorzugten schnell Feinschnitt. Die Gegenwerbung der bis dahin führenden Tabakhersteller mit dem Slogan »Feinschnitt ist Trugschnitt« nützte nichts, Krüllschnitt wurde zum Altherrentabak, und die Mode des Shagrauchens verlangte nach kleineren Pfeifenköpfen. Die große Stunde der Ruhlaer war gekommen, die sogenannten Mutzpfeifen, mit kleinen, facettierten Köpfen, wurden in Massen zu erstaunlich niedrigen Preisen produziert.
Kultiviertes Pfeiferauchen blieb in Deutschland wenigen vorbehalten. Viele griffen nur deshalb zur Pfeife, um zu sparen, denn eine »Mutz« für 50 Pfennige war langfristig billiger als Zigarettenpapier. Man kann die Situation verstehen,

wenn man weiß, welche Armut nach der Weltwirtschaftskrise Anfang der 30er Jahre, besonders in Deutschland, herrschte. Die 10 Pfennige für die 3er-Packung Zigaretten waren für die Arbeitslosen schon zuviel, 50 Gramm steuerbegünstigter Feinschnitt für 35 Pfennige und die Mutz für eine halbe Mark waren für viele eine Notlösung. Die Situation änderte sich erst nach dem Zweiten Weltkrieg, als bei steigendem Wohlstand deutsche Firmen dazu übergingen, Mixturen nach internationalem Standard auf den Markt zu bringen. Es begann mit »von Eikkens-Mischung« und Pfeifen im englischen Stil von Vauen und Oldenkott. Ein Anfang war gemacht, aber um einen Durchbruch zu erzielen und bei den Rauchern ein Umdenken zu erreichen, mußte neben fachlicher Aufklärung eine Werbeidee konzipiert werden und ein leistungsfähiger Hersteller die Werbetrommel rühren.
Das geschah in den 50er Jahren. Wieder trat Brinkmann, der sich längst zum Marktführer emporgearbeitet hatte, auf den Plan. Diesmal wurde nach dem Motto »Die männliche Note« für kultiviertes Pfeiferauchen geworben. Plakate mit Adrian Hoven, einem Idol der damaligen jüngeren Generation, brachten, gemeinsam mit Händlerinitiativen, schrittweise Erfolg. »Golden Mixture« und »Stanwell« sowie »Lincoln« als erster Cavendish waren Sorten, die bei den jüngeren Rauchern ankamen.

Die deutsche Pfeifenindustrie schaltete schnell und machte in den 50er Jahren manches wieder gut, was sie vor dem Zweiten Weltkrieg versäumt hatte. Die Firmen Vauen (Nürnberg), Oldenkott und Dobbelmann (beide in Rees), Müllenbach & Thewald (Höhr-Grenzhausen) sowie Denicotea (Refrath) versorgten den Fachhandel, dazu einige kleinere Hersteller. Nach einem Ausleseprozeß wurden die Firmen Vauen, Oldenkott und Denicotea Marktführer.
Bald erschienen auch ausländische Pfeifen auf dem deutschen Markt, zunächst englische, irische, französische, später auch italienische. Namen wie Peterson, Dunhill, GBD., Parker, Charatan, Butz-Choquin, Jeantet und Savinelli wurden deutschen Rauchern zum Begriff.
Sensationell waren für mich die ersten dänischen Pfeifen, die Ende der 50er Jahre mit völlig neuen Formen den Markt für kunsthandwerklich gestaltete Pfeifen vorbereiteten. Man muß die Geschichte der dänischen Pfeifen kennen, um die Entwicklung zu verstehen. Eine Pfeifenindustrie gab es in Dänemark vor dem Zweiten Weltkrieg praktisch nicht. Als Poul Nielsen (er nannte sich später P. Stanwell) während des Krieges einen Holzbearbeitungsbetrieb eröffnete, dachte er zunächst nicht an Pfeifen. Erst gegen Ende des Krieges wurden auf primitiven Maschinen einfache Pfeifen aus Kirschbaumholz hergestellt. Ein Markt war dafür vorhan-

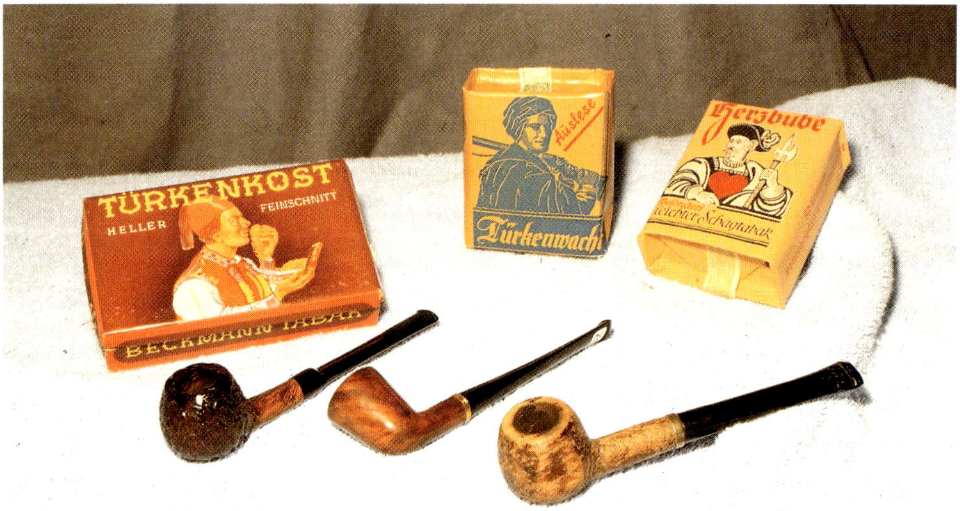

Mutzpfeife mit Tabaksorten, 30er Jahre

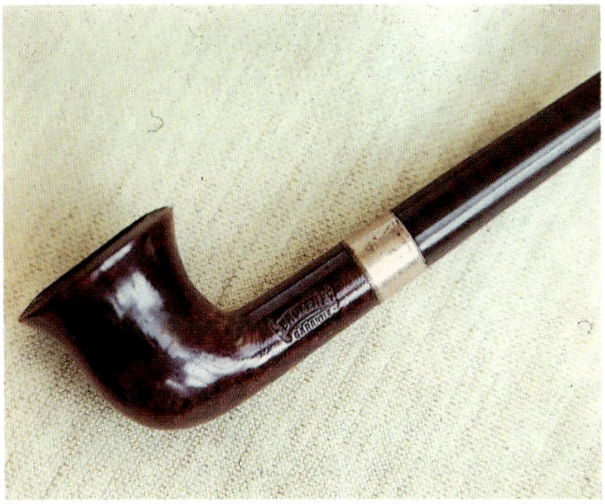

Lackierte Bruyère, um 1930

den, weil Dänemark vom Ausland abgeschnitten war. Wer der Firma für die Zeit nach dem Kriege keine Chance einräumte, hatte die Kreativität Poul Nielsens unterschätzt. Auf der Suche nach einem englisch klingenden Namen wurde die Marke Stanwell geboren. Die weithin herrschende »Anglomanie« bei den Rauchern machte diese Maßnahme nötig. Den großen Durchbruch erzielte das Werk in Borup bei Kopenhagen durch neue, revolutionäre Formen, die von einem Liebhaber in Kopenhagen, Sixten Ivarsson, entwickelt wurden. Die Namen Stanwell und Ivarsson sind untrennbar mit der Begründung der dänischen Pfeifenära verbunden. Neben St. Claude und London wurde Kopenhagen zur dritten Pfeifenmetropole.
Wenn jemand erfolgreich ist, lassen Mitbewerber nicht lange auf sich warten. So entwickelten sich neben Stanwell weitere Pfeifenmanufakturen wie Kriswill, Georg Jensen, Nörding,

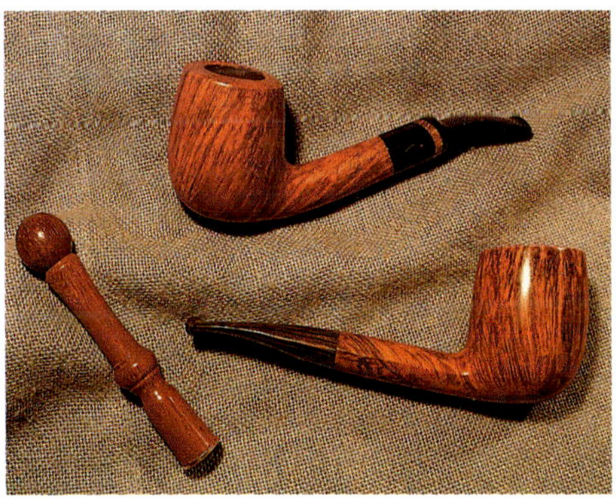

Brebbia-Pfeifen, Italien

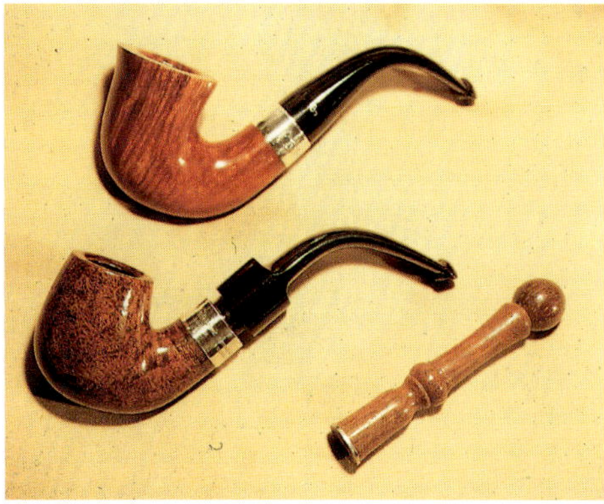

Peterson-Pfeifen, Irland

Swendborg und andere. Altmeister Sixten Ivarsson blieb nicht der einzige; Rasmussen, Ilsted, Chonowitsch, W. Ø. Larsen, Swend Bang, Per Hansen sind die Pfeifenmacher-Individualisten, die meist aus ganz anderen Berufen kommen, aber mit künstlerischer und technischer Begabung in reiner Handarbeit wertvolle Einzelstücke fertigen. Einzige Frau im Kreis der Künstler ist Anne Julie Rasmussen, die nach dem Tode ihres Mannes die Werkstatt weiterführt und exzellente Pfeifen macht.
Die dänischen Pfeifenmacher lösten eine Welle aus, die an den Grenzen ihres Landes nicht haltmachte. In Schweden fertigen Bo Nordh, Björn Sweden und Arne Ljund ebenso schöne Stücke wie die Dänen. Begabte deutsche Pfeifenmacher sind Ingo Garbe, Karl-Heinz Joura, Rainer Barbi, Julian Schäfer und Reiner Klein. Auch in anderen Ländern, wie in Frankreich, Italien und Österreich, sind Pfeifenmacher am Werk, deren

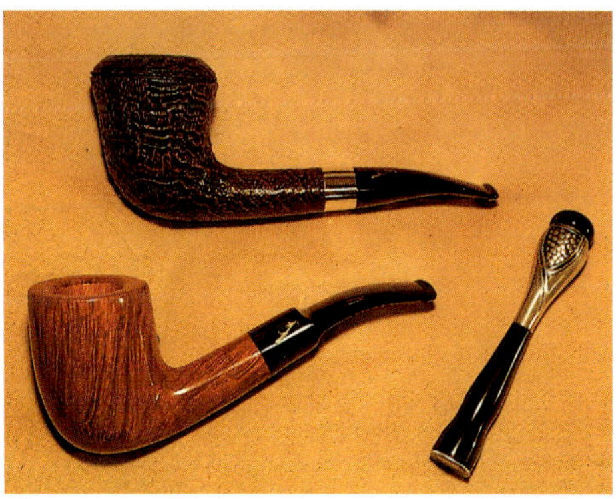

Savinelli-Pfeifen, Italien

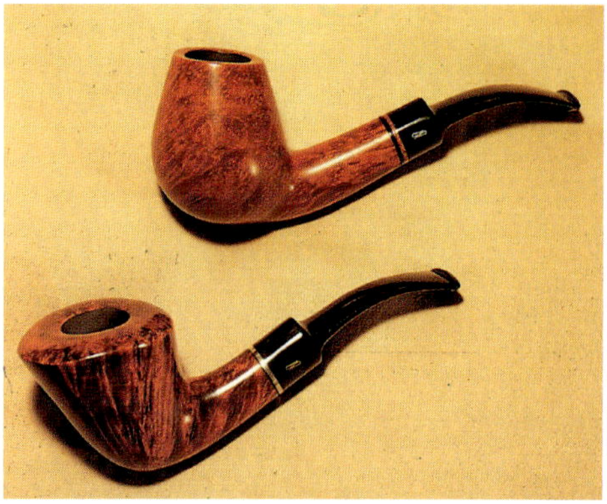

Svendborg-Pfeifen, Dänemark

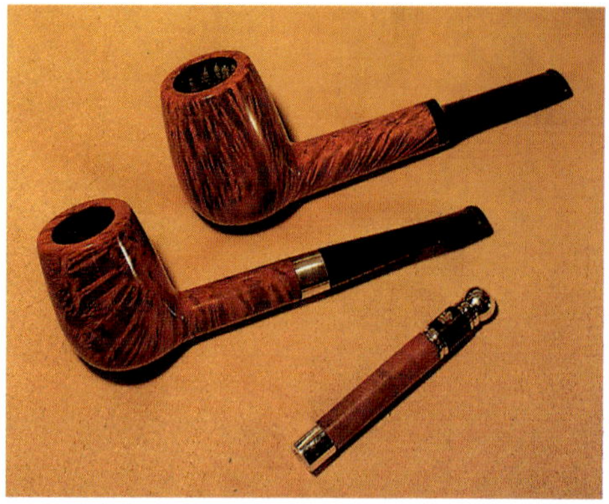

Jess-Chonowitsch-Pfeifen, Dänemark

Pfeifen sich durchaus sehenlassen können. Selbst in Amerika gibt es Einmannbetriebe, die wie ihre europäischen Kollegen arbeiten.

Italien, an sich kein Pfeifenraucherland, hat gegenüber früher, als hauptsächlich Billigware das Land verließ, gewaltig aufgeholt. Nicht nur in der Qualität, vor allem im Styling sind die Pfeifen von jenseits der Alpen ebenso unverwechselbar wie die Karosserien der Autos. Namen wie Savinelli, Lorenzo, Ascorti und Brebbia als Serienfertiger und Caminetto, Castello und Maestro de Paya als Hersteller hochwertiger Einzelstücke haben weltweit den besten Ruf.

Hilson-Pfeifen aus Belgien und die »Big Ben«-Serie aus Holland werden seit Jahrzehnten mit Erfolg am deutschen Markt vertrieben. Nach dem Ausscheiden der Firma Albert Hillen (Hilson) werden beide Marken bei dem »Big Ben«-Hersteller Gubbels in Holland gefertigt.

Es wäre verwunderlich, wenn die Japaner, die in allen Bereichen aktiv sind, nicht auch auf dem Pfeifensektor mitmischen würden. Die Firma Tsuge beliefert seit einigen Jahren den europäischen Markt mit vorwiegend hochwertigen Pfeifen aus bestem Material.

Seit einiger Zeit erscheint der Name des russischen Pfeifenmachers Walentin Andrejitsch Kisseljow aus Leningrad wiederholt in der Presse. Man hört Gutes von ihm, eine Beurteilung steht mir jedoch nicht zu, weil ich noch keine Pfeifen von ihm gesehen habe.

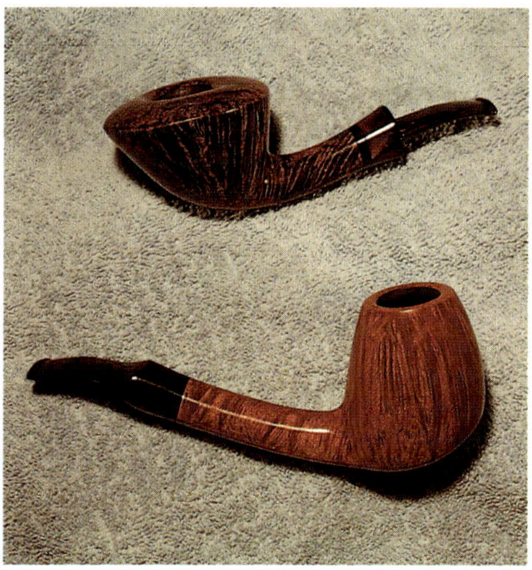

Rainer-Barbi-Pfeifen, Bundesrepublik Deutschland

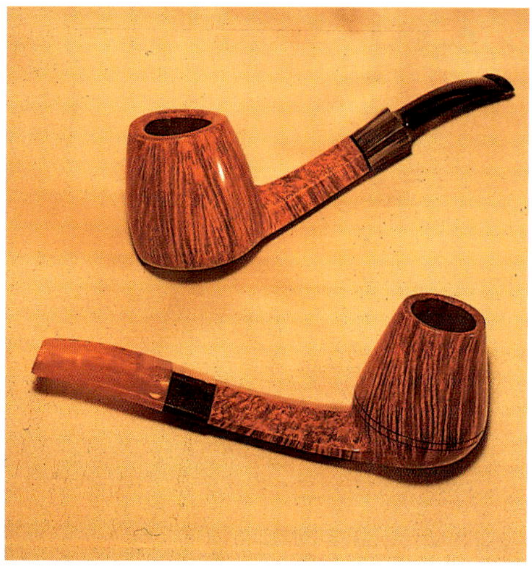

Poul-Ilsted-Pfeifen, Dänemark

Was ist Bruyère nun eigentlich?

Im Französischen heißt »bruyère« Heidekraut. Die botanische Bezeichnung »Erica arborea« besagt, daß es mit der nordeuropäischen Erika verwandt ist, der zweite Teil der Wortkombination deutet auf die Größe hin; die Pflanze erreicht mit 3,50 bis 4 Metern tatsächlich Baumhöhe. Ihr Verbreitungsgebiet ist in erster Linie die Küstenregion des Mittelmeers. Bruyère wächst wild, vorwiegend an den steilen Hängen der Macchia, meist an schwer zugänglichen Stellen. Versuche, die Pflanze zu kultivieren, schlugen bisher fehl, wahrscheinlich ist das »Hungerwachstum« auf kargem Boden erforderlich, damit sich zwischen Stamm und Wurzelstock die begehrten Knollen bilden. Nur aus diesem Teil werden die Bruyère-Ebauchons geschnitten, nicht aus dem eigentlichen Wurzelholz oder dem Stamm.

Gutes Bruyère kommt aus Korsika, Sardinien, Italien, Griechenland und Algerien. Geschmacklich ergeben sich Unterschiede, so daß einige Hersteller Hölzer aus ganz bestimmten Regionen bevorzugen.

Das mühsame Roden bringt nicht immer etwas ein, da nur ein Teil der Pflanzen knapp unter der Erde die oft kürbisgroße Knolle entwickelt. Solche Exemplare sind oft über 30 Jahre alt. Ausgegraben werden die Knollen während der Wachstumsruhepause ab Ende November. Zunächst schneidet man die Nebentriebe ab und säubert die fertigen Stücke. Vor der Verarbeitung im Sägewerk werden diese einige Monate gelagert und regelmäßig gewässert, damit es nicht zu Rißbildungen kommt. Erst nach dieser Ruhepause, während der sie zum Schutz gegen Sonneneinstrahlung mit Erde abgedeckt werden, beginnt die Arbeit der Pfeifenherstellung in den Sägewerken.

Coupeurs, Künstler an der Säge, zerteilen das Holz in marktgerechte Stücke – Ebauchons nennt sie der Fachmann. Die Coupeurs sind hochqualifizierte Fachleute, die mit großem Geschick und Erfahrung das Holz optimal nutzen. Sie wissen beim Schneiden den Verlauf der Maserung zu berücksichtigen und somit die Qualität der später daraus gefertigten Pfeifen mit zu entscheiden. Trotzdem entsteht sehr viel Ausschuß durch Würmer, eingeschlossene Steine und andere Schäden, die während des Wachstums entstanden sind. Von 400 kg Rohmaterial bleiben nach dem Schneiden höchstens 100 kg brauchbares Material übrig. Der hohe Ausschuß wirkt sich ebenso wie die immer größer werdende Nachfrage nach Spitzenqualitäten auf die Preise aus.

Ehe die Kanteln zum Versand kommen, werden sie nach Größe und Qualität sortiert. Höchstpreise erzielen die aus fehlerfreien Scheiben

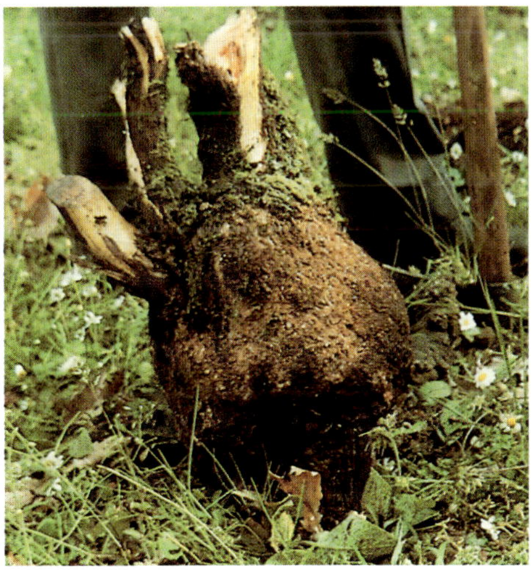

Gerodete Bruyèrewurzelknolle

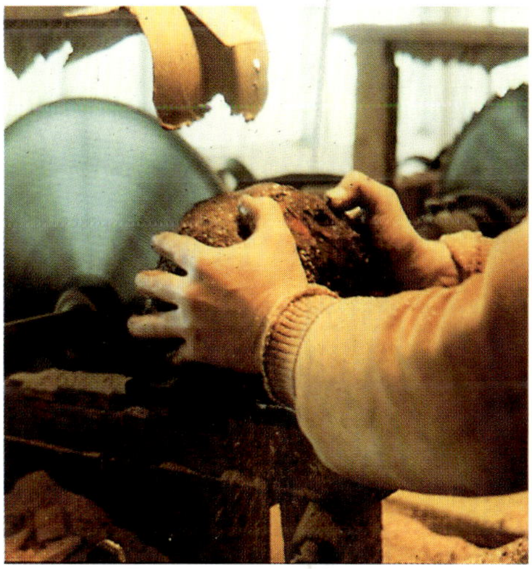

An der Bruyèresäge

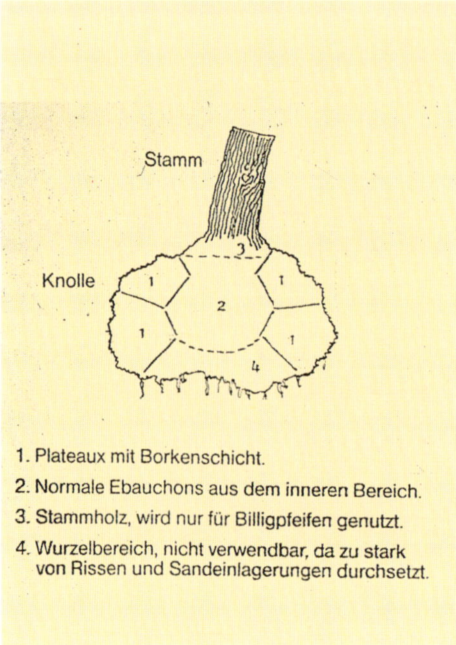

Schematische Aufteilung der Bruyèreknolle

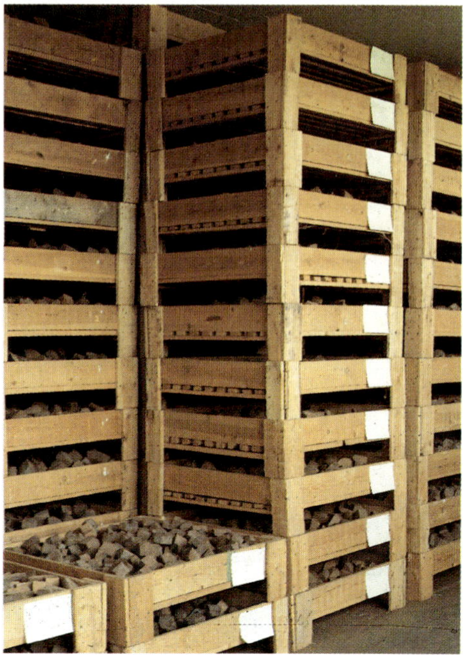

Lagerung

geschnittenen Viertelsektoren, sogenannte Plateauware. Sie werden stückweise gehandelt und später in den Herstellungsbetrieben für Spitzenerzeugnisse vorgesehen.

Die Kanteln werden zirka 20 Stunden in großen Kupferkesseln gekocht. (Kupfer ist deshalb als Kesselmaterial wichtig, weil das Bruyère andernfalls sehr stark dunkelt.) Beim Kochen werden dem Holz die natürlichen Säfte entzogen; man erreicht dadurch eine schnellere Trocknung, und die Gefahr der Rißbildung wird erheblich gemindert.

Ehe die Ebauchons in Säcke verpackt werden, müssen sie in zugfreien Schuppen mehrere Wochen trocknen. Je nach Größe werden zwölf bis 120 Dutzend eingesackt und gelangen so in die Herstellungsbetriebe, wo sie vor der Verarbeitung wieder lagern – je länger, desto besser.

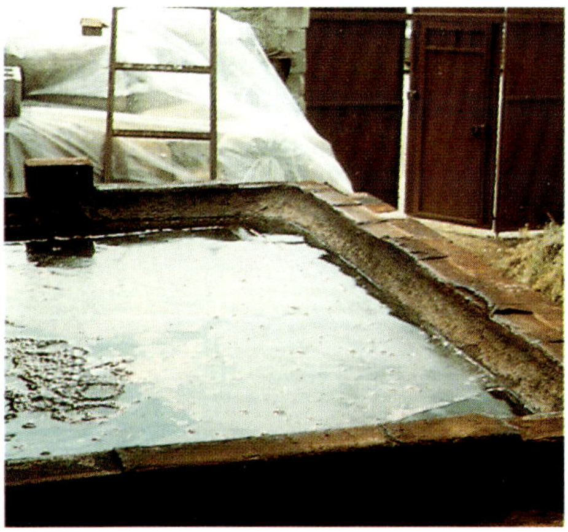

Kochen der Bruyèrekanteln

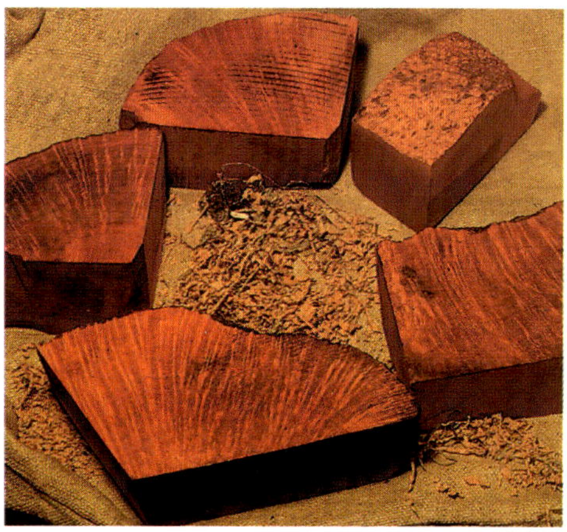

Bruyère-Plateauware

Die verschiedenen Herstellungstechniken

Handgefertigte Pfeifen wurden früher von den Drechslern auf der normalen Drehbank im Zweibackenfutter gefertigt. Lohnend war im allgemeinen nur die Herstellung von Gesteckpfeifen. Mutzpfeifen wurden nur in Ausnahmefällen angefertigt.

Die Pfeifenmacher arbeiten in der Regel nach einem ganz anderen System, das nach dem Krieg in Dänemark entwickelt wurde. Obwohl ich sicherlich der einzige Pfeifendrechsler bin, der moderne Bruyèrepfeifen von Hand auf der Drehbank fertigt, und vieles dafür spricht, daß dieser Teilbereich meines Handwerks mit mir aussterben wird, möchte ich den Arbeitsablauf kurz erläutern.

Nach dem Aufzeichnen des Modells wird der Klotz an der Bandsäge vorgerichtet. So weit wie möglich wird der Verlauf der Maserung dabei berücksichtigt. Wenn keine Fehler im Holz sichtbar werden, wird der ausgesägte Klotz so ins Zweibackenfutter gespannt, daß der Kopf angedreht werden kann. Ein Nachrichten des Werkstückes während der Dreharbeit ist möglich, falls dadurch Fehler im Holz ausgeglichen werden können. Deshalb drehe ich den Tabakraum erst im Anschluß daran aus, um den Spielraum zum Nachspannen nicht einzuengen. Nach dem Umspannen des Klotzes wird der Holm gedreht und das Zapfenloch für das Mundstück gebohrt. Danach werden die in der Mitte stehengebliebenen Holzteile so weit wie möglich abgesägt. Die weitere Formgebung geschieht an der Kreisraspel und an verschiedenen Schleifscheiben. Viel Fingerspitzengefühl und Augenmaß erfordert das Bohren des Zugloches, das genau auf der Bodenebene des Tabakraumes enden muß. Fehler, die während der Arbeit sichtbar werden, können unter Umständen weggeschliffen werden. Wenn jedoch genaue Maße eingehalten werden müssen, wird in der vorgesehenen Farbe gekittet. Bei größeren Fehlern oder Rissen wandert der Pfeifenkopf in den Abfall.

Das Mundstück wird aus der Ebonitstange ganz von Hand gefertigt. Zunächst drehe ich den Zapfen an und bohre den Rauchkanal, den ich am Bißende schlitzförmig erweitere. Ich lege großen Wert auf eine lange trichterförmige Ausführung des Rauchkanalendes, die eine gute Rauchverteilung gewährleistet. Anschließend wird das Mundstück an der Schleifscheibe grob vorgeformt, mit verschiedenen Feilen und Schleifleinen wird die Hauptarbeit beendet. Das endgültige Finish erhält es zum Schluß an der Schwabbelscheibe. Nach dem Montieren des Mundstücks an den Holm werden beide Teile an dem Bandschleifer übergangslos passend geschliffen – »verschachtelt«, wie der Fachmann sagt.

Es folgen etliche Schleifvorgänge, bei denen manchmal immer noch kleine Fehler im Holz freigelegt werden, die ich aber zum Teil weg-

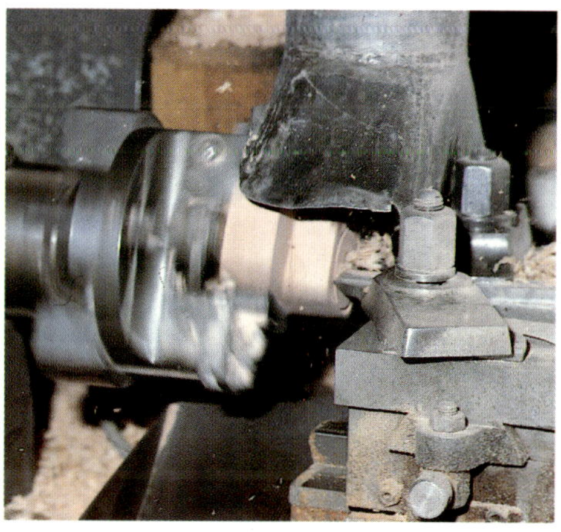

Abdrehen des Kopfes

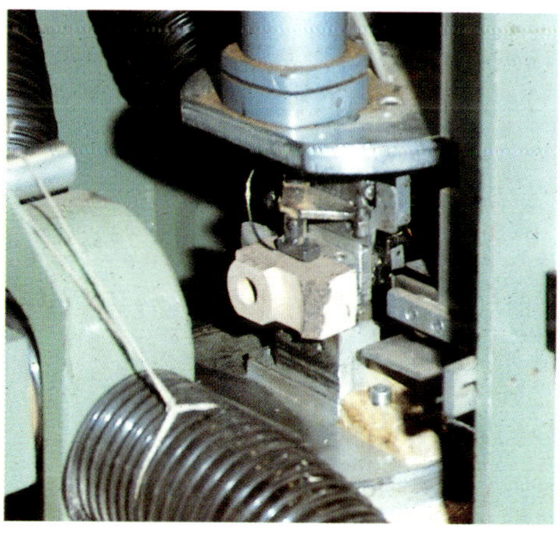

Kopflochbohrung

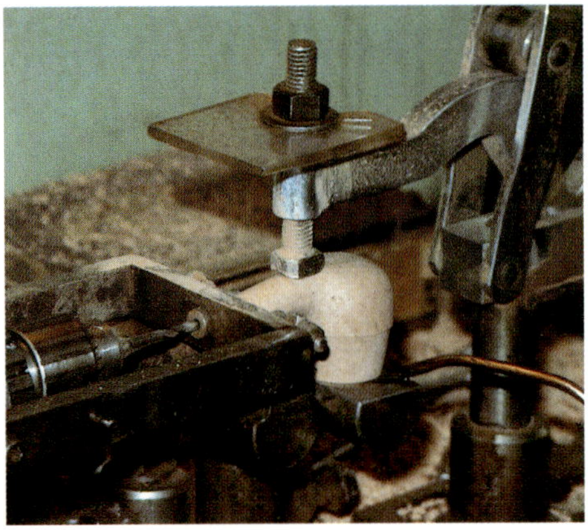

Bohren eines Pfeifenholms

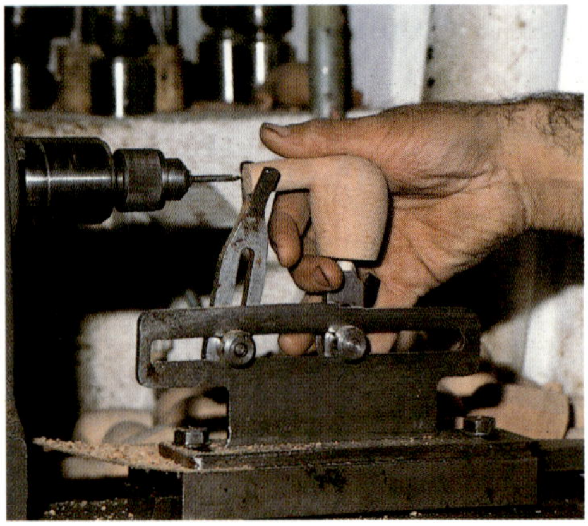

Bohren des Rauchkanals

schleifen kann. Mit dem bloßen Auge kaum sichtbare »Spots« lasse ich unberücksichtigt. Vor dem Beizen wird gewässert, noch einmal fein geschliffen und danach die Oberfläche mit der Lupe überprüft. Zur Beizung stehen heute gute Fertigfabrikate zur Verfügung; die Pfeifendrechsler hatten früher ihre besonderen Rezepte. So wurde zur Erzielung rot-brauner Tönungen Kalium dichromicum mit Wasser angesetzt. Je nach Konzentration werden so hellere oder dunklere Töne erzielt. Die Chemikalie entwickelt nur auf Bruyèreholz-Oberflächen die rote Farbe, andere Hölzer werden fahlgelb. Ich verwende die Beize zum Teil heute noch. Nach völliger Trocknung wird der Kopf mit feinstem Sandpapier etwas angeschliffen, um den Kontrast der Maserung noch zu erhöhen. Pfeifendrechsler polierten früher wie folgt: Die fertig gebeizte Oberfläche wurde mit einem Brei aus selbstangesetztem Schellack und Kartoffelmehl eingelassen und zirka zehn Stunden getrocknet. Der anschließend mit feinstem Schleifpapier geglättete Pfeifenkopf war hochpolierfähig. In zwei weiteren Arbeitsgängen wurde eine brillante Oberfläche erzielt, die erstaunlich hitzebeständig war, bei langem Gebrauch der Pfeife aber allmählich matter wurde. Bei besonderen Bestellungen, bei denen Wert auf Hochglanz gelegt wird, arbeite ich noch heute nach dieser überlieferten Methode. Die meisten Pfeifen werden heute gewachst, weil die so erzielte seidenmatte Oberfläche unempfindlich und pflegeleicht ist. – Nachdem auch das Mundstück auf Hochglanz poliert ist, erhält der Holm den Stempel. Schließlich erfolgt die Endkontrolle mit der Lupe.

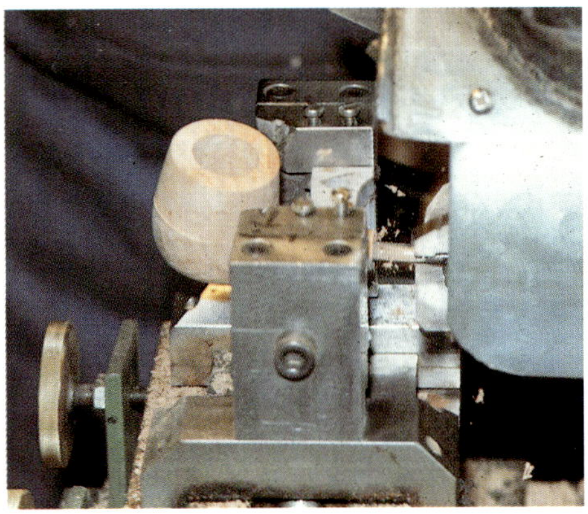

Holmbearbeitung

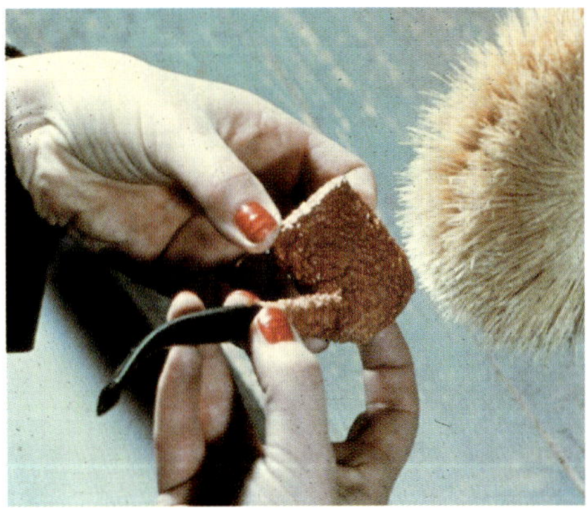

Polieren des Pfeifenkopfs

Serienherstellung

Zunächst werden Kopf- und Holmdrehmaschinen der Pfeifenform entsprechend eingerichtet und die Werkzeuge im Schnellsupport eingespannt. Zu Beginn der Serienfertigung in der Pfeifenfabrik werden die Bruyèrekanteln kalibriert, das heißt an einer Säge auf einheitliche Größe geschnitten, damit ein zügiger Arbeitsablauf gewährleistet ist. Hierbei wird der erste Ausschuß wegsortiert. An der Kopfdrehmaschine wird die zugeschnittene Kantel in ein Schnellspannfutter eingelegt. Gegen den jetzt im Futter rotierenden Bruyèreklotz schiebt der Maschinendrechsler den justierten Schnellsupport, der gleichzeitig außen die Kopfform andreht und den Tabakraum ausbohrt. Das Abdrehen des Holms und das Bohren des Zapfenlochs geschieht auf einer anderen, nach dem gleichen Prinzip arbeitenden Drehmaschine. Das am »Knie« der Pfeife stehengebliebene Holz wird an der Bodenfräse abgetragen. Der Rest wird mit der Kreisstoßfeile, in modernen Betrieben an Kopierfräsen, weggearbeitet.
Zur Vollendung der rohen Pfeifenform bedarf es der Handarbeit eines Facharbeiters. Grobe Fehler im Holz, die erst während der Bearbeitung sichtbar werden, sorgen immer wieder für Ausschuß. Der Zugkanal im Holm wird an einer genau justierten Bohrmaschine gebohrt.
Neben den beschriebenen Maschinen werden in modernen Betrieben zunehmend Kopierfräsen für die gesamte Formgebung des Pfeifenkopfes, der vorher ausgebohrt wird, eingesetzt. Auf der Maschine wird ein Metallmodell schrittweise rundum von einer Scheibe abgetastet. Ein Mechanismus überträgt die Bewegungen synchron auf eine Radfräse, die nach dem Metallmodell die Form aus dem Bruyèreblock herausarbeitet. Sie kann, im Gegensatz zur Drehmaschine, komplizierte Formen in einem Arbeitsgang herausarbeiten, die nur noch nachgeschliffen werden müssen.
Inzwischen wird weiter selektiert, nach Größe und Anzahl der Fehler sowie nach Maserung ergeben sich zahlreiche Güteklassen. Es ist verständlich, daß höhere Qualitätsstufen sorgsamer weiterverarbeitet werden und vor allem bei der Oberflächenbehandlung einige Arbeitsgänge mehr durchlaufen. Spitzenqualitäten erhalten unter Umständen auch in der Fabrik ein Handcut-Mundstück. Sonst werden meist vorgepreßte Rohlinge aus Ebonit verarbeitet. Seit einigen Jahren werden auch Mundstücke aus Acryl verwendet. Das Material ist lichtecht und verfärbt sich nicht, muß allerdings handgeformt werden.
Mundstück und Holm werden anschließend an der Schleifscheibe verschachtelt, auch die sonstige Weiterbehandlung bis zum Finish unterscheidet sich nicht von der beschriebenen Methode in der Drechslerwerkstatt.
Ein besonderes Kapitel ist die Färbung der Oberflächen; kein Hersteller macht darüber genaue Angaben. Im allgemeinen wird nach einer dunklen Grundfärbung noch einmal fein nachgeschliffen. Es bleibt nur die in die weicheren Holzpartien eingedrungene Farbe – sie erhöht den Maserungskontrast. Anschließend erfolgt die endgültige Färbung mit einer anders löslichen Beize als beim ersten Auftrag, um Farbvermischungen zu vermeiden. Um bestimmte Effekte zu erzielen, sind mehrere Beizaufträge erforderlich. Das Polieren geschieht mit bestimmten Hartwachsen in verschiedenen Arbeitsgängen an Filz- und Schwabbelscheiben. Um die Beize griffest zu machen, erhält das Holz vorher einen dünnen Schellacküberzug. Bei hochglänzenden Flächen, die zum Teil auch schwarz oder weiß geliefert werden, wird hitzebeständiger Lack aufgespritzt.

Sandstrahlen

1917 verließen die ersten sandgestrahlten Pfeifen die Werkstatt Alfred Dunhills, gerade noch rechtzeitig, um den Soldaten in den letzten Kriegsjahren ein unempfindliches Rauchgerät zu liefern. Die »Shell-Briar« war geboren!
Man fand bald heraus, daß sich diese Reliefpfeifen ausgezeichnet rauchen lassen und wegen der vergrößerten Oberfläche einen besseren Kühleffekt haben als die glatten. Die unregelmäßige Struktur verhindert zudem einen zu engen

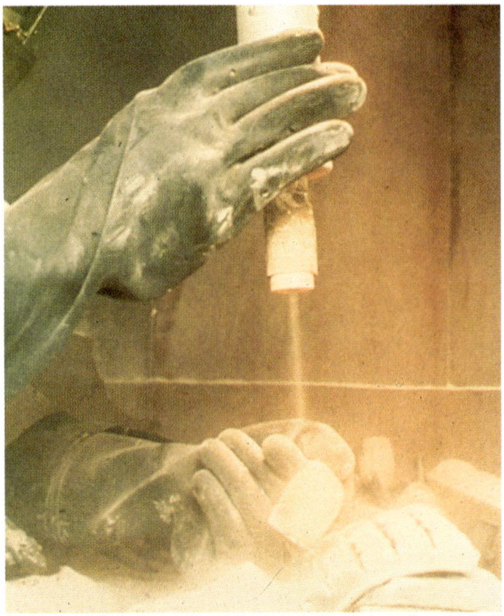

Sandstrahlen des Pfeifenkopfs

Hautkontakt mit dem Pfeifenkopf, der sich dadurch auch im heißen Zustand noch gut anfassen läßt.
Es wäre falsch, Reliefpfeifen als minderwertig abzutun; man findet in allen Preislagen glatte und sandgestrahlte Pfeifen. Allerdings ist, gleiche Qualität vorausgesetzt, die sandgestrahlte Ware preiswerter als die glatte. Dieser Vorteil ergibt sich dadurch, daß in der Schlußphase der Fertigung einige Arbeitsgänge eingespart werden können. Der fertig geformte Kopf wird mit Hilfe eines Sandstrahlgebläses bearbeitet, bis die weichen Stellen im Holz bis zu einer Tiefe von 1–3 mm weggeblasen sind. Die härteren Holzteile ergeben dann ein reliefartiges Abbild der Maserung. Anschließend werden die Pfeifen meist dunkel gefärbt und erhalten einen dezenten Lacküberzug.
Ähnlich im Aussehen sind die Rustikpfeifen; bei ihnen ist die Oberfläche rustiziert, um größere Fehler zu vertuschen. Man findet sie deshalb vorwiegend in den unteren Preislagen. Aber auch hierbei gibt es Ausnahmen, denn einige italienische Hersteller liefern Spitzenerzeugnisse, die sehr sorgfältig nach einem besonderen Verfahren rustiziert werden. Spezialisten auf dem Gebiet sind Savinelli, Ascorti und Carlo Scotti (Markenname Castello).

Wie kalkulieren Pfeifenhersteller?

Die Pfeifenherstellung wäre unvollständig behandelt, wenn eine Erklärung für die zuweilen enormen Preisunterschiede der Pfeifen fehlen würde.
Bruyère ist ein so unberechenbares Material, daß selbst während des Fertigungsprozesses noch keine Aussage über den späteren Preis gemacht werden kann. Immer wieder werden zwischendurch Mängel am Holz sichtbar, die zwar manchmal beseitigt und ausgekittet werden können, oft aber dazu führen, daß das Stück auf dem Abfall landet. Dies bedingt eine Mischkalkulation, bei der Ausschußware mit größeren Kittstellen, trotz Einsparungen bei der Oberflächenbehandlung, unter Einstandspreis verkauft wird. Den Ausgleich müssen infolgedessen die höherpreisigen Serien bringen. Es ist daher möglich, daß es innerhalb einer Kollektion das gleiche Modell in sechs verschiedenen Preisgruppen gibt. Dem Fachmann sind die Unterschiede augenscheinlich, der Anfänger kann sich die Zusammenhänge leicht erklären:

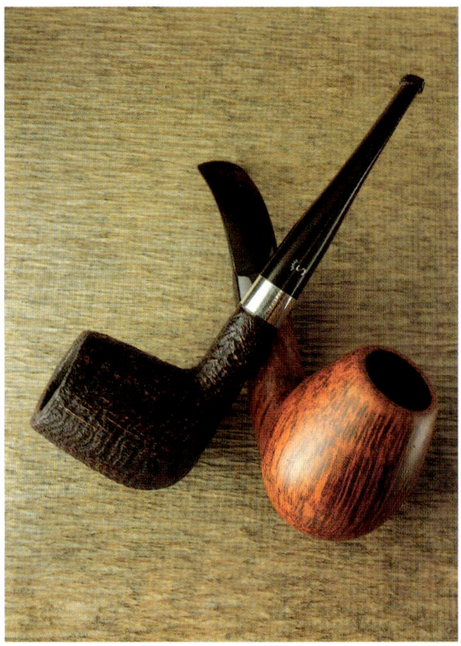

Sandgestrahlte Stanwell-Pfeife (links)

Von 1000 Pfeifen sind höchstens 2–4 absolut fehlerfrei; 30–40 haben nur winzig kleine Spots, die nicht gekittet werden müssen, so daß der Gesamtanteil der fehlerfreien Ware nur etwa 4–5% ausmacht. Die weitere Einstufung erfolgt graduell nach Anzahl und Größe der Kittstellen, wobei Pfeifen mit kleinen Fehlern den Rauchgenuß nicht beeinträchtigen. Sie stellen das große Kontingent der gehobenen und mittleren Preislagen, gestaffelt nach Form, Größe und Maserung.

Eine sauber verarbeitete Pfeife mit kleineren Kittstellen ist bei Bruyère sozusagen der »Normalzustand«, trotzdem sollte man eine gewisse Preisgrenze nicht unterschreiten. Nicht empfehlenswerte Ware erkennt man an liebloser Oberflächenbehandlung, schlecht ausgeführtem Biß und unpräziser Holmbohrung. Die durch »Verzierungen« verdeckten Risse und Kittstellen reichen häufig bis ins Pfeifeninnere. Bei »Sonderangeboten« ist daher eine gewisse Skepsis angebracht.

Weitere Kriterien zur Qualitätseinstufung sind die Größe des Pfeifenkopfes und die Schönheit des Holzes. Bei zunehmender Kantelgröße wächst die Menge des Ausschusses. Echte *Straight Grains* mit nicht unterbrochener senkrechter Maserung und makellose *Bird's Eyes* (Vogelaugen) sind genauso selten wie fehlerfreies Holz. Beiderseitige Bird's Eyes ergeben sich bei quer zur Längsachse verlaufender Maserung, dem *Cross Grain.* Eine Pfeife, die neben diesen Vorzügen auch noch fehlerfrei ist, wird trotz des sehr hohen Preises immer einen Käufer finden.

Aber auch Käufer mit schmalerem Geldbeutel haben eine Chance: kleine Fehler auf einer »Bruyère-Schönen« drücken den Preis erheblich. Die »Straight-Grain«-Mode der letzten Jahre hat bei vielen Rauchern leider den Blick für andere Holzschönheiten getrübt. Eine hübsche Mischmaserung oder ein *Flame Grain* (Flammenmaserung) sind nicht ohne Reiz und in der Preisstaffelung wesentlich tiefer angesiedelt als eine Pfeife mit regelmäßiger Maserung. Alle diese äußeren Vorzüge berücksichtigen erfahrene Pfeifenraucher und Sammler beim Einkauf; für Anfänger, das möchte ich wiederholen, sind sie ohne Belang. Eine schöne Pfeife erhöht den Rauchgenuß, weil das Auge mitgenießt, der Tabakgeschmack wird jedoch nicht beeinflußt.

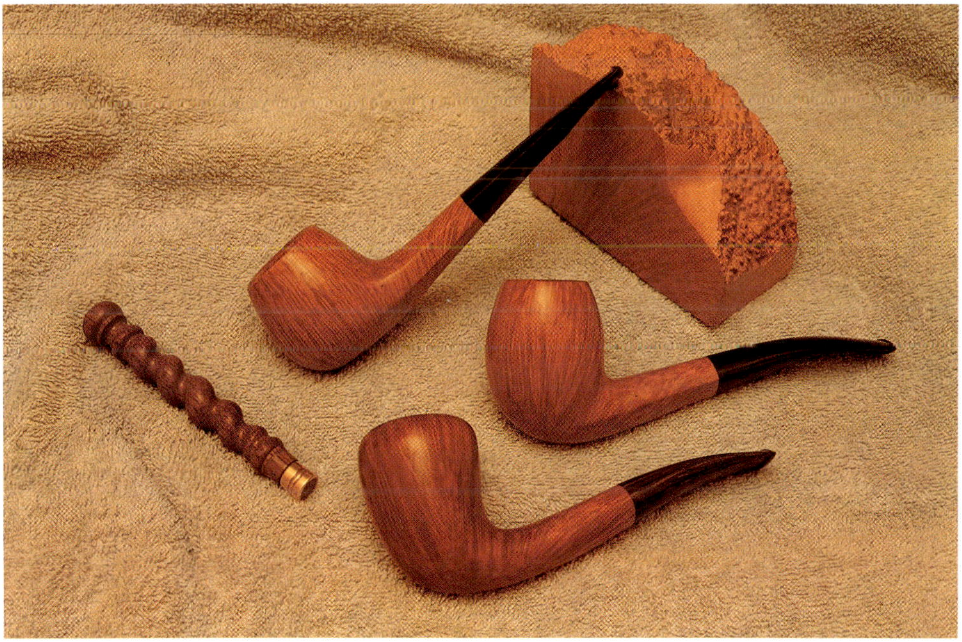

Pfeifen mit harmonischer Maserung von Otto Pollner

Pfeifenmacher – die Individualisten der Branche

Bei der Serienfertigung sind besonders schön gemaserte Pfeifen selten, weil die Maschine keine spezielle Ausrichtung des Werkstückes ermöglicht. Wenn dagegen bei den Pfeifenmachern fast jedes Stück schön ausfällt, liegt das sowohl am Einkauf der teuersten Plateauware als auch an der anderen Arbeitsweise. Nicht selten fahren die Pfeifenmacher in den Süden, um sich bei der Bruyère-»Säge« die Stücke (gegen Mehrpreis) selbst einzeln auszusuchen. Weil in die Pfeifenfertigung viel Zeit investiert wird, lohnt sich der größere Aufwand beim Holzeinkauf. Trotzdem ist auch bei den Pfeifenmachern die Abfallquote recht hoch.

Der Pfeifenkopf entsteht nicht an der Drehbank, sondern wird in reiner Handarbeit geformt, wobei auf den Verlauf der Maserung geachtet wird. Weil die Form nicht vorgegeben ist, können während der Arbeit auftretende Fehler weggeschliffen werden. Damit die Kopfbohrung der Gestaltung keine Grenzen setzt, wird sie erst nach der äußeren Fertigstellung des Kopfes ausgeführt. Das ist nicht einfach, weil der Pfeifenkopf dabei frei gehalten werden muß. Um einen sauberen Abschluß am Holmende zu erzielen – Voraussetzung für exaktes Anpassen des Mundstückes –, wird neben dem Spiralbohrer noch ein Planfräser benötigt.

Das Mundstück wird grundsätzlich in reiner Handarbeit hergestellt und anschließend wie beschrieben an den Holm montiert und verschachtelt.

Für die Oberflächenbehandlung wird sehr viel Zeit investiert, da sie bei der Beurteilung der Pfeife eine große Rolle spielt. Gebeizt wird nach dem Zweiton-Verfahren, anschließend poliert; über die genauen Arbeitsmethoden spricht jedoch niemand.

Wer bedenkt, daß zur Herstellung einer handgefertigten Pfeife vier bis acht Stunden Zeit benötigt werden und Ausschuß mit kalkuliert, wird Verständnis für die geforderten Preise aufbringen.

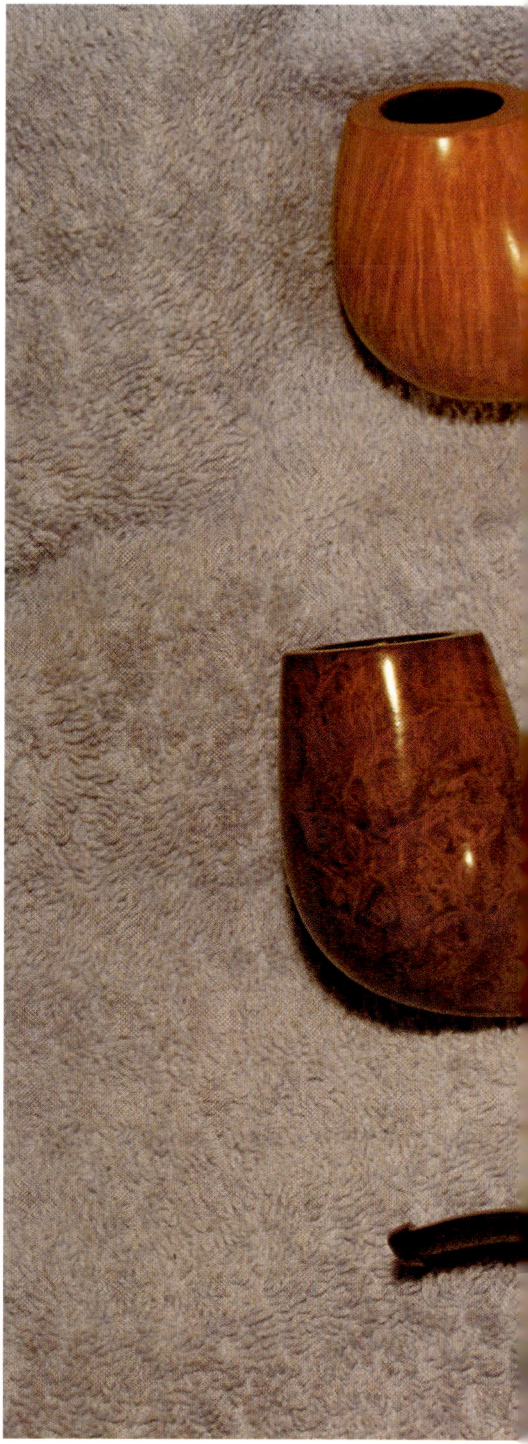

Pfeifen bekannter deutscher Hersteller

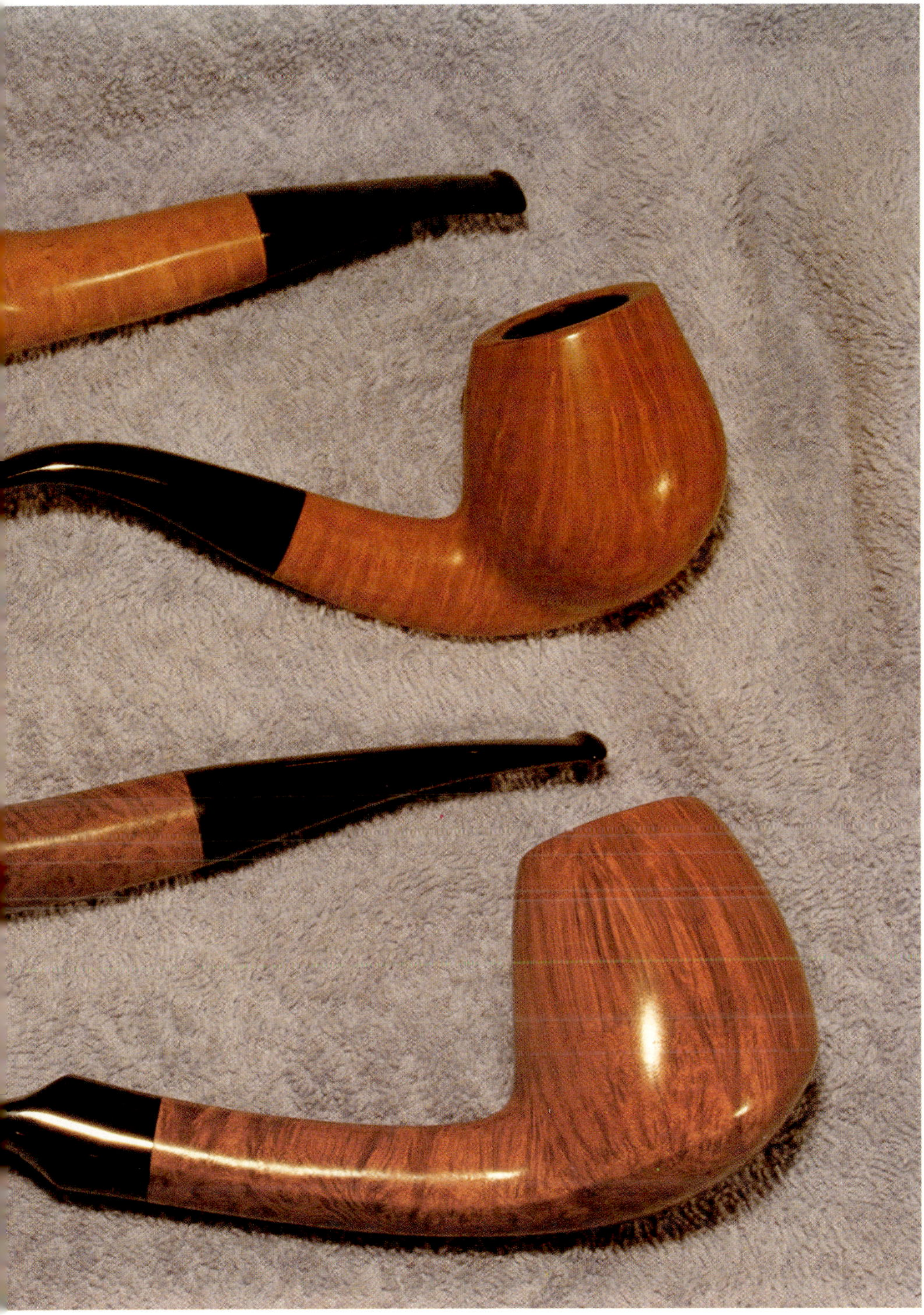

Klassische Pfeifenformen

Die klassischen Formen sind nicht nur nach ästhetischen Gesichtspunkten entstanden, sondern haben auch praktische Bedeutung. Darüber hinaus gibt es Modelle in allen Variationen, denn die Designer in den Betrieben arbeiten nach der Prämisse: Schön ist, was gefällt! Neben der Holzmaserung ist die Form mitentscheidend beim Pfeifenkauf. Die Hersteller müssen sich deshalb schon etwas einfallen lassen. Aber auch moderne Pfeifenköpfe können ihren Ursprung meist nicht verleugnen; fast immer hat ein klassisches Modell Pate gestanden. Hier eine kurze Beschreibung der Grundformen:

Die *Billard,* die Urform aller Mutzpfeifen, ist ein problemlos zu rauchendes Modell, das in mittlerer Größe besonders Anfängern zu empfehlen ist. Bei etwas strengerer Linienführung wird aus der Billard eine *London.* Aus der Billard hat sich ferner die *Lovat* entwickelt, die sich wegen des kurzen Mundstückes als Reisepfeife eignet. Ähnlich ist die *Liverpool,* nur wird hier statt des Sattelmundstückes eine durchgehende Spitze montiert. Die eleganteste Klassikerin ist zweifellos die *Canadian,* die durch den ovalen Holm sehr leicht ist. Die fünfte Form, die sich aus der Billard entwickelt hat, ist die *Pot,* die zwar Rauchern mit schmalem Gesicht nicht unbedingt empfohlen werden kann, aber durch die dicke Wandung gute Raucheigenschaften hat. Falls der Innendurchmesser nicht zu groß ist, kann man die *Pot* Anfängern bedenkenlos empfehlen. Auch die *Dublin* kann ihre Verwandtschaft mit der Billard nicht leugnen. Die konisch verlaufende Frontseite bedingt die geringe Wandstärke im unteren Kopfbereich. Ein besonders vorsichtiges Einrauchen ist daher sehr wichtig.

Die *Cad, Bulldog* und *Rhodesian* sind Pfeifen mit kantigem Holm für Raucher, die eine sportlich-robuste Pfeife haben wollen. Alle drei Modelle werden auch gebogen geliefert und erhalten dann den »Vornamen« *Bent.*

Die *Apple* hat an der Stelle, wo sie gehalten wird, eine recht dicke Wandung, sie hat deshalb die guten Eigenschaften der *Pot,* ist allerdings noch handsympathischer.

Prince nennt man die Pfeife mit etwas gedrücktem, tomatenförmigem Kopf. Sie wird meist in leicht gebogener Ausführung geliefert.

Bei der *Bent,* in Deutschland auch Hänger genannt, liegt der Schwerpunkt so günstig, daß die Pfeife frei im Mund gehalten werden kann. Wenn sie mit einem Steckermundstück ausgerüstet ist, nennt man sie *Bent army.* Wegen ihrer besonderen Stabilität durch den breiten Holmring ist sie in der Tat eine ideale Armeepfeife. Von der klassischen Bent gibt es als bekannteste Weiterentwicklung die elegante *Bent Albert* sowie die *Bent Rhodesian.*

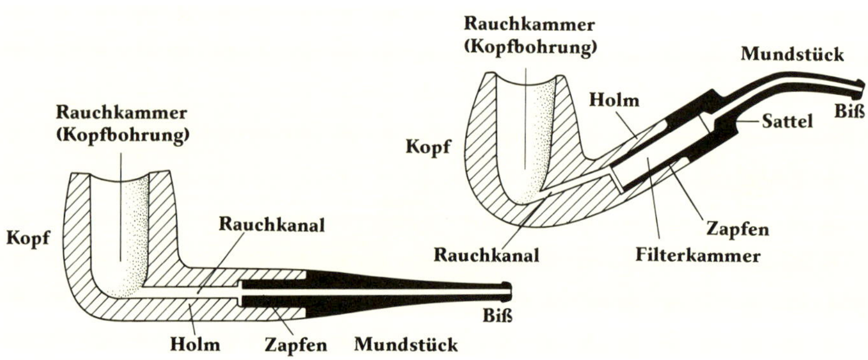

Anatomie der Tabakspfeife (links ohne Filter, rechts mit Filter)

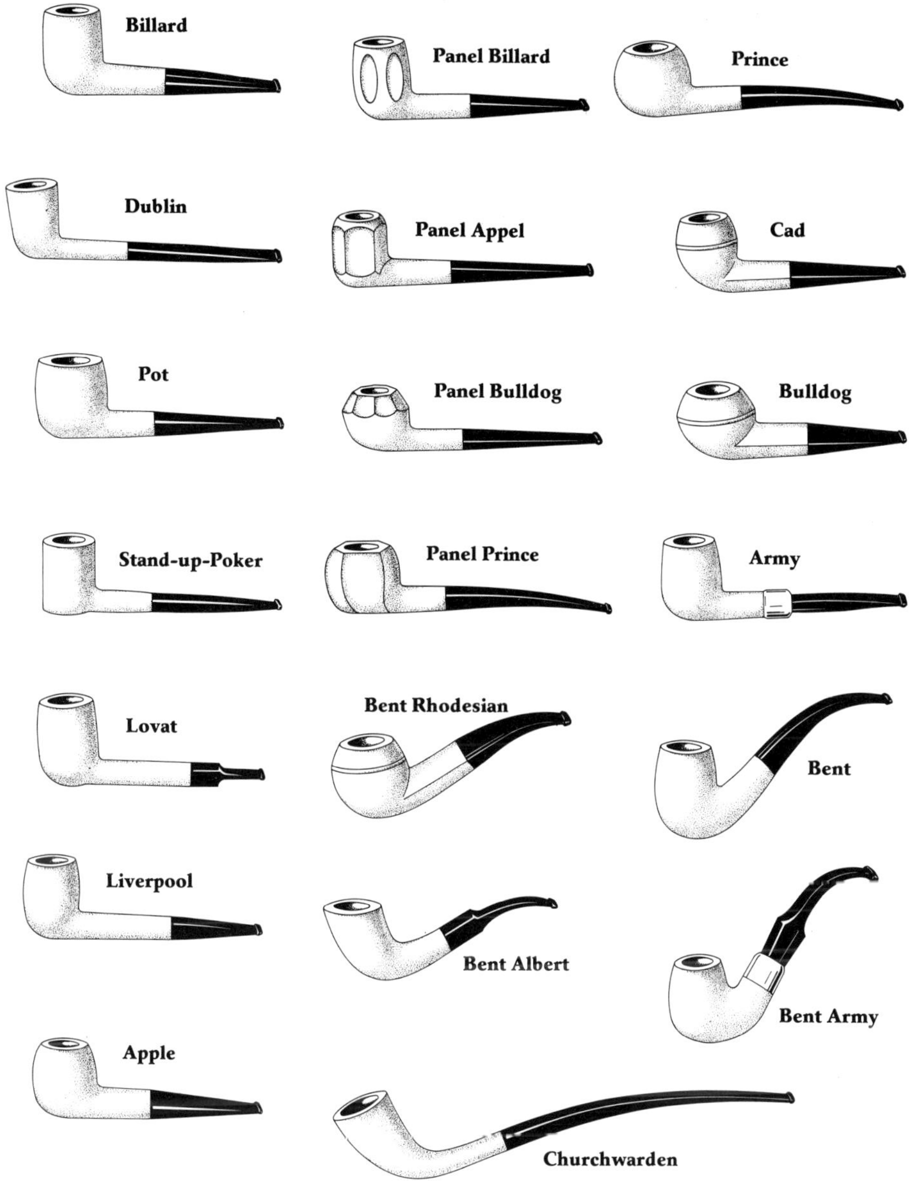

Pfeifenformen

Die *Stand-up-Poker* ist für Raucher gedacht, die ihre Pfeife während des Gebrauchs häufig ablegen möchten. Die Hersteller haben diesen Wunsch vieler Kunden berücksichtigt und in den letzten Jahren schönere, aber trotzdem standfeste Modelle entwickelt.

Churchwarden ist die englische Bezeichnung für eine lange Feierabendpfeife, die in Deutschland gerne *Lesepfeife* genannt wird.
In den letzten Jahren sind facettierte Pfeifenköpfe wieder etwas häufiger geworden – sie tragen dann den Zusatz *Panel.*

Das Mundstück – keine Nebensächlichkeit

Im Laufe der Jahrhunderte ist mit Mundstücksformen und Material viel experimentiert worden. Horn war über 200 Jahre der klassische Pfeifenspitzenrohstoff, seltener wurde Bein (Knochen) verwendet. Später, besonders während der Meerschaumära, kam Bernstein dazu. Weil beide Materialien nicht unbegrenzt zur Verfügung stehen, suchte man nach neuen Stoffen, die gleich gute Eigenschaften aufweisen und, im Hinblick auf günstigere Kalkulation für die Massenherstellung, leicht zu bearbeiten sind.
So hat man bereits vor Jahrzehnten statt des echten Bernsteins gleichfarbige Kunstharze mit der Bezeichnung Epoxy oder Juwelit verwendet. Weil sie funktionell dem echten Bernstein ebenbürtig sind, tun sie bei preiswerten Meerschaumpfeifen durchaus ihren Dienst. Äußerlich sind sie vom echten Bernstein kaum zu unterscheiden; auch teure Pfeifen haben durchweg Preßbernsteinspitzen (cultured Amber).
Als Ersatz für Horn setzte sich im 20. Jahrhundert der Parakautschuk (Ebonit) besonders in der Serienherstellung durch. Man merkte sehr schnell, daß Ebonit Horn in mancher Hinsicht überlegen ist. Als porenfreier Stoff saugt es – im Gegensatz zum gewachsenen, porösen Horn – die Kondensate nicht auf. Es ist deshalb hygienischer, geschmacksneutraler und pflegeleichter. Bißfestigkeit und Elastizität sind weitere Vorteile. Weil man Ebonit in der Rohform des Mundstückes gießen kann und da es durch Erhitzen leicht verformbar ist, bieten sich auch für die Herstellerseite enorme Vorteile im Hinblick auf Kosten und Verarbeitung.
Der Nachteil des Materials ist die Lichtempfindlichkeit. Die bei der Hartgummiherstellung verwendeten Schwefelstoffe werden durch Ein-

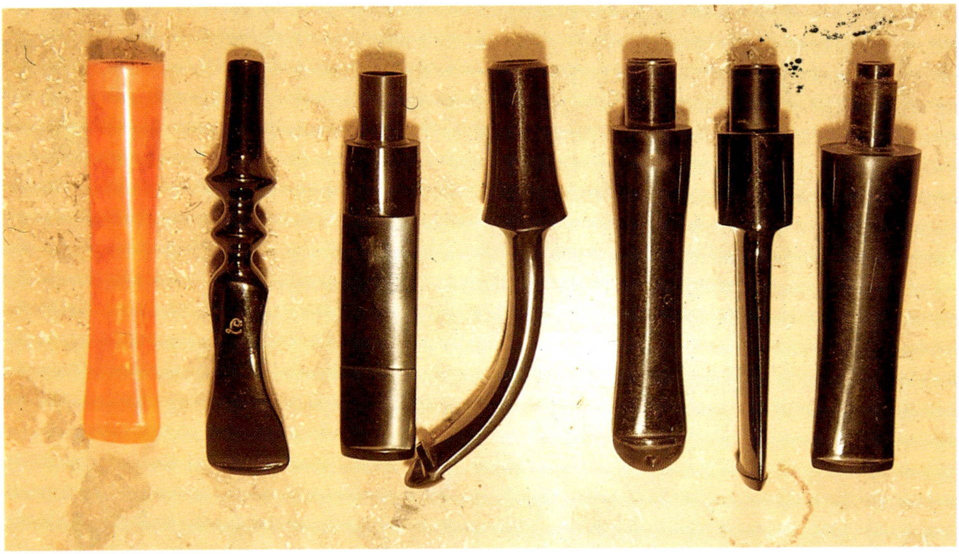

Verschiedene Pfeifenmundstücke (von links nach rechts): Fischschwanzmundstück, Sattelmundstück, Lippenbißmundstück, Steckermundstück, Stufenbiß von Charatan, Fancymundstück, Kunstharzmundstück für eine Meerschaumpfeife

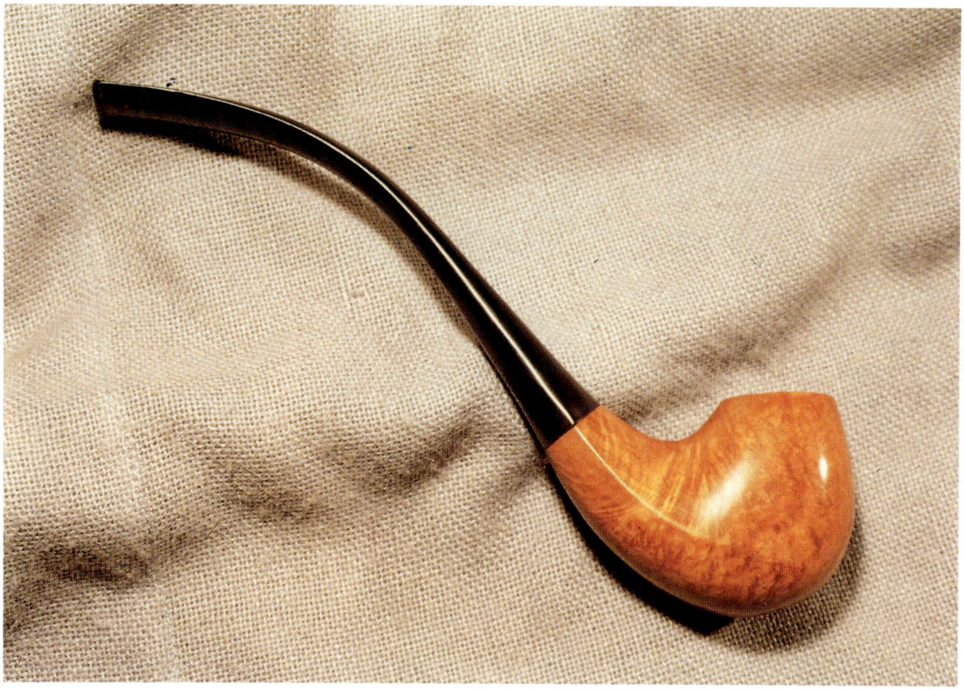

Kopf und Mundstück in vollendeter Handarbeit (Bertram Safferling)

wirkung der UV-Strahlen freigesetzt und verursachen die zunächst matte und im späteren Verlauf gelbliche Verfärbung. Dieser Zustand ist bedingt mit rostendem Eisen vergleichbar, obwohl die chemischen Zusammenhänge andere sind. Er ist nicht nur unschön, sondern verursacht auch geschmackliche Nachteile. [Was man in solchen Fällen tun kann, lesen Sie bitte auf den Seiten 76 nach.]

Versuche mit anderen Kunststoffen, wie Nylon oder Polystyrol, können wir getrost vergessen, sie sind nur noch bei billigster Massenware zu finden.

Eine Ausnahme bilden die seit einigen Jahren angebotenen Acrylspitzen. Das Material ist »bißsympathisch«, absolut lichtecht und geschmacksneutral. Die etwas höhere Bruchanfälligkeit wird von den meisten Herstellern durch Montage eines Ebonit- oder Teflonzapfens ausgeglichen. Acryl wird nicht als Halbfabrikat (gepreßter Spitzenrohling) geliefert, die Mundstücke müssen von Hand oder mechanisch geformt werden. Sie sind deshalb teurer als gleichwertige Ebonitmundstücke.

Sicher ist der Kopf das Wichtigste an der Pfeife, aber renommierte Hersteller wissen, daß aus funktionellen und hygienischen Gründen die Ausführung des Mundstückes im Grunde ebenso wichtig ist. Dem wird durch sorgfältige Verarbeitung des Bisses und des Rauchkanals Rechnung getragen. Weil die Formenpresse nicht alles berücksichtigen kann, hat zum Beispiel Alfred Dunhill von Anfang an seine Pfeifen mit handgeschnittenen Mundstücken ausgerüstet.

Die Hersteller hochwertiger Pfeifen haben den Wert einer guten Spitze längst erkannt, besonders die Unikate der Pfeifenmacher sind durchweg gut verarbeitet und aus dem »Block« oder aus der »Stange« geschnitten.

Hartgummi ist nicht gleich Hartgummi; an das Rohmaterial für Pfeifenmundstücke werden spezielle Anforderungen gestellt. Der Härtegrad muß stimmen, zu weiches Material beißt sich zu schnell durch, während zu sprödes Ebonit bruchempfindlich ist.

Das seit einigen Jahren hergestellte marmorierte Ebonit, das zuerst 1979 von Dunhill bei der

»Cumberland«-Serie verwendet wurde, ist qualitativ mit dem schwarzen Material identisch. Beim Gießen werden zwei verschiedene hell- und dunkelbraun getönte Ebonitschichten gemischt.

Mehr noch als beim Pfeifenkopf hat die Form des Mundstückes praktische Gründe. Das heute überwiegend verwendete Fischschwanzmundstück (oder FT = Fish Tail), das sich im Laufe der Jahrzehnte aus der runden Scheibenspitze entwickelt hat, bietet eigentlich alle Vorzüge, die man von einem guten Mundstück erwartet.

Raucher mit empfindlicher Zunge sind eventuell jedoch besser mit dem von Peterson entwickelten Lippenbißmundstück bedient. Man muß allerdings beim Kauf darauf achten, daß der Rauchkanalaustritt wirklich oben liegt und so den Rauch über die Zunge hinweglenken kann. Um eine konkrete Empfehlung zu geben: Die Ausführungen der Lippenbisse bei Peterson- und Vauen-Pfeifen entsprechen der genannten Anforderung. Aber auch die Nachteile des Lippenbißmundstückes sollen nicht verschwiegen werden. Einmal steht beim Pfeifenkauf eine wesentlich geringere Auswahl zur Verfügung, außerdem ist die Reinigung des Rauchkanals etwas problematischer. (Erfahrene Raucher wissen sich zu helfen, indem sie das Ende des Putzers ein wenig umknicken und nach der Einführung leicht drehen.) Ferner können lange Pfeifen mit Lippenbiß nicht gut frei im Mund gehalten werden; bei Bentpfeifen hat man dieses Problem allerdings nicht.

Gut bewährt hat sich der Stufenbiß der Charatanpfeife, der sehr gut im Mund liegt, an der bruchempfindlichen Stelle beim Sattelansatz aber die übliche Stärke aufweist.

Nach diesen Ausführungen wird sicher verständlich, daß eine noch so schöne Pfeife an Wert verliert, wenn ausgerechnet an dem Teil, das Sie im Munde halten, versucht wurde zu sparen.

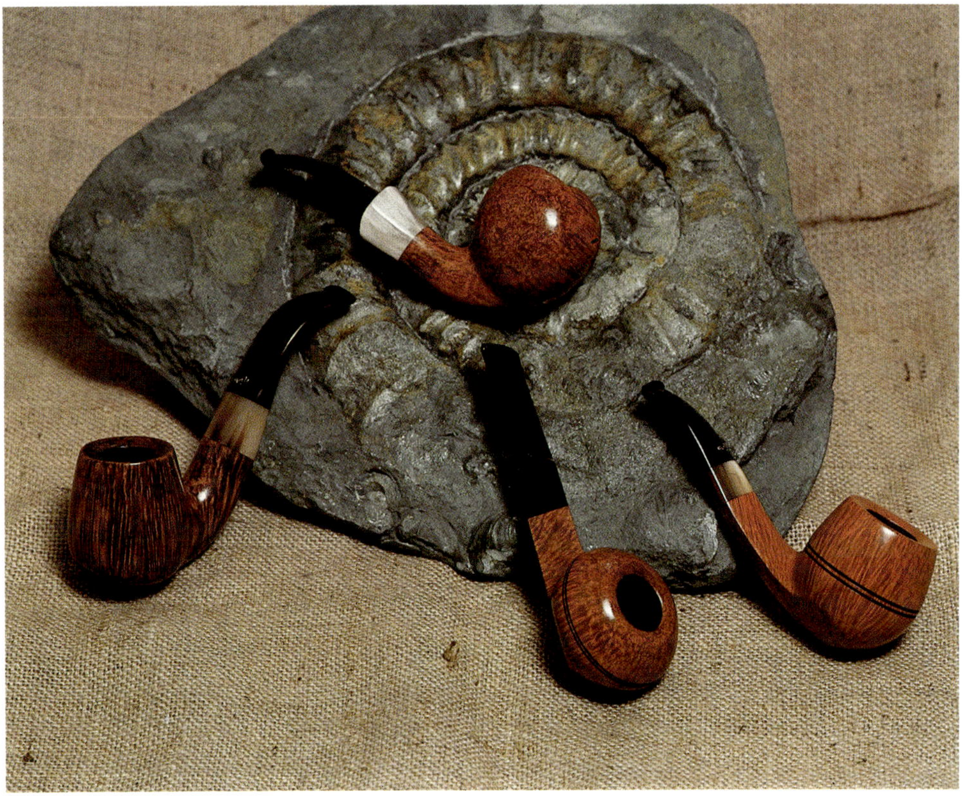

Aufwendig gearbeitete Handcut-Mundstücke

Pfeiferauchen

Erstausstattung

Die Pfeife

Wenn Sie den ernsthaften Entschluß gefaßt haben, Pfeifenraucher zu werden, sollten Sie vor dem Besuch eines Tabakwaren-Fachgeschäftes die nächsten Kapitel lesen, um Fehlentscheidungen zu vermeiden.
Gewisse Grundkenntnisse sind eine gute Hilfe, wenn Sie sich mit den nötigen Dingen ausstatten wollen. Die Lektüre dieses Buches schafft die Voraussetzung dafür, ersetzt aber keineswegs die sorgfältige Beratung durch einen Fachmann. In der Wahl des Fachgeschäftes sollten Sie anspruchsvoll sein, nötigenfalls auch eine längere Anfahrt in Kauf nehmen.
Gerade beim Kauf der ersten Pfeife entscheidet sich häufig, ob man mit Pfeifen eine Dauerfreundschaft eingeht oder auf Grund falscher Beratung die »Flinte ins Korn« wirft. Gespräche mit erfahrenen Pfeifenrauchern können hilfreich sein, weil diese Beratung von neutraler Seite kommt. Außerdem empfiehlt es sich, vorher die Pfeifensammlung des Freundes in Augenschein zu nehmen und seine Rauchgewohnheiten zu beachten; sie können sehr aufschlußreich sein.
Unter Pfeifenrauchern spricht sich schnell herum, wo ein Fachmann zu finden ist, der sich Zeit für die Beratung nimmt und dem Anfänger keine ungeeignete oder für den Anfang zu teure Pfeife andreht.
Die Pfeife, das Kernstück der Ausrüstung, werden Sie zuerst auswählen. Bei einem Spezialisten, der Hunderte oder gar Tausende von Pfeifen hat, fühlen Sie sich verständlicherweise etwas hilflos. Aber schon die Mitteilung, daß höchstens 20% der ausgestellten Stücke für Sie in Frage kommen, wird Sie ein wenig beruhigen. Nicht nur ästhetische Gesichtspunkte, sondern auch einige andere wichtige Kriterien müssen beim Erstkauf beachtet werden: Länge, Höhe, Fassungsvermögen und Form ebenso wie Farbe der Oberflächenbehandlung sowie Art des Mundstückes.
Bei der Wahl der Länge empfehle ich unbedingt ein Mittelmaß, konkret zirka 15–18 cm. Für den Pfeifenkopf sind 30–40 mm Durchmesser und eine Höhe von etwa 45–50 mm die richtigen Maße. Beim Stopfen und Rauchen gibt es keine Probleme, wenn der Tabakraum eine lichte Weite von 20–22 mm hat, so daß Ring- oder Zeigefinger bequem hineinpassen. Bei der Formenvielfalt des heutigen Angebotes sollten Sie die Urform der Pfeifen, die **Billard,** bevorzugen. Sie ist unkompliziert im Gebrauch, pflegeleicht und wegen ihrer guten Eigenschaften dem Pfeifen-Anfänger ebenso zu empfehlen wie ein lammfrommes Pferd für den Reiternachwuchs. Erscheint Ihnen die Form zu konservativ, ist eine leicht gebogene Billard oder eine klassische **Apple** für den Anfang genauso tauglich. Ungeeignet dagegen sind stark gebogene Hänger(-Bent-Pfeifen) und extravagante Modelle mit sehr kleinem oder extrem großem Durchmesser. Erst wenn Sie die Rauchtechnik souverän beherrschen, können Sie nach eigenem Geschmack wählen.

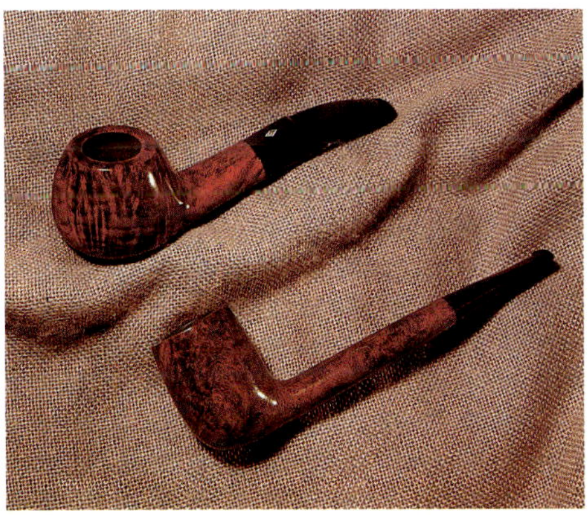

Für Anfänger ist eine gerade oder leicht gebogene Pfeife zu empfehlen

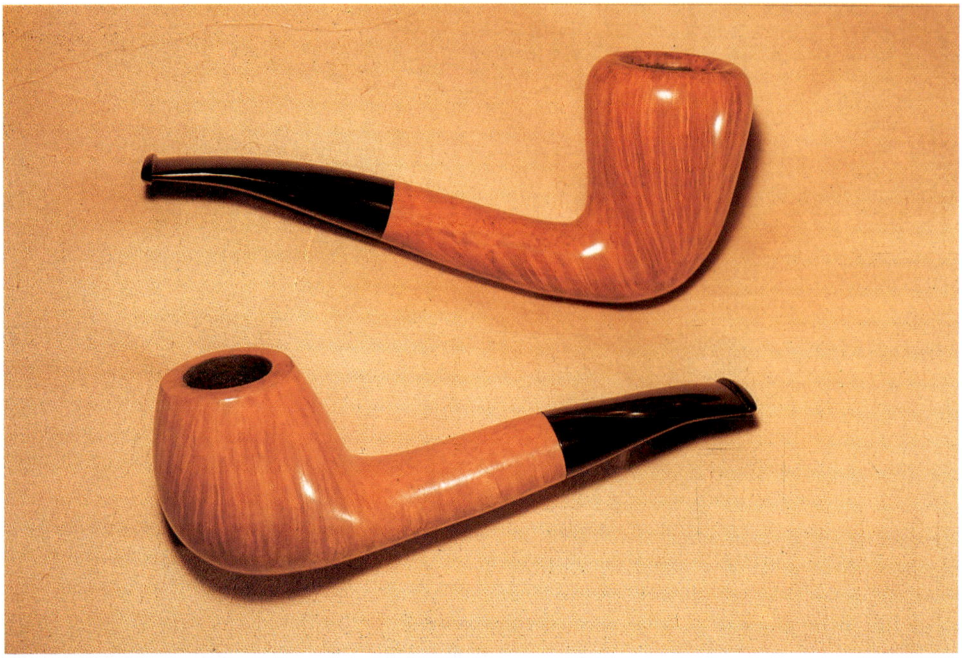

Otto-Pollner-Pfeifen

Anders liegen die Dinge bei der Wahl der Oberfläche (glatt oder sandgestrahlt) – nehmen Sie getrost, was Ihnen gefällt, mit dem Rauchgenuß hat das nichts zu tun.

Wenn Sie wegen der schönen Maserung ein Modell mit glatter Oberfläche wählen, sollten Sie im Anfang eine Pfeife mit lackiertem Kopf meiden. Gewachste Köpfe sind pflegeleichter und nehmen gelegentliches Heißrauchen, was trotz aller Vorsicht doch einmal passiert, nicht übel. Ich möchte noch einmal erwähnen, daß sandgestrahlte Oberflächen einen besseren Kühleffekt haben und durch die unebene Oberfläche nicht so heiß in der Hand werden. Und es gibt noch einen weiteren Vorteil: Bei gleicher Qualität sind sandgestrahlte Pfeifen im allgemeinen preiswerter als Modelle mit einer glatten Oberfläche.

Die Farbe können Sie ganz nach eigenem Geschmack aussuchen, denn braun, orange oder rot ist lediglich eine Frage der Beize, nicht des Holzes. Andererseits kann der Farbton etwas über die Qualität aussagen. Sehr helle Oberflächen sind für Pfeifen ohne erkennbare Fehler geeignet, dunklere Beiztöne signalisieren dagegen möglicherweise fehlerhaftes Bruyère mit größeren Kittstellen, die dadurch unauffälliger werden. Ausnahmen bestätigen auch hier die Regel.

Kittstellen bedeuten im übrigen keinen geschmacklichen Verlust; die Zweitmarken bekannter Hersteller sind nicht kittfrei, aber funktionell in Ordnung und daher als Erstlingspfeife durchaus geeignet.

Mit einem Blick in den Tabakraum überzeugen Sie sich, ob der Rauchkanal in der Bodenebene endet, die Pfeife läßt sich andernfalls nicht gut zu Ende rauchen. Gar zu pedantisch brauchen Sie dabei allerdings nicht zu sein, 1–1 ½ mm Differenz kann man noch tolerieren.

Auf jeden Fall sollten Sie auf das Mundstück achten. Raucher mit empfindlicher Zunge sind mit einem Lippenbißmundstück gut bedient, müssen aber den Nachteil einer begrenzten Auswahl in Kauf nehmen, denn nur wenige Hersteller bieten es an. Das an der Oberseite des Bißendes austretende Zugloch lenkt den Rauch nach oben und schont die Zunge. Beim hastigen Ziehen an der Pfeife bleibt das System allerdings wirkungslos.

90% aller Pfeifen sind mit dem Fischschwanzmundstück ausgerüstet. Das am Ende verbreiterte Zugloch sorgt für gute Rauchverteilung und kann daher bedenkenlos empfohlen werden. Damit es gut zwischen den Zähnen liegt, sind 4–5 mm die richtige Bißstärke. Extrem dünne Sattelspitzen, die wegen ihrer Eleganz sehr beliebt sind, bewirken eine intensive Abkühlung des Rauches, verbunden mit stärkerer Kondensation. Erst wenn Sie die Rauchtechnik sicher beherrschen, sind Pfeifen mit diesen Mundstücken für Sie geeignet.

Damit Sie bei der Reinigung der Pfeife später keine Probleme bekommen, probieren Sie vor dem Kauf, ob sich ein Pfeifenreiniger leicht durch den Rauchkanal führen läßt. Ideal ist, wenn man ihn bis zum Tabakraum schieben kann, was bei gebogenen Pfeifen allerdings kaum möglich ist. Bei Filterpfeifen ist dies unerheblich, weil während des Rauchens der Filter sowieso im Wege sitzt und ein gelegentliches Trockenputzen bis zum Filter genügt.

Schließlich soll auch die Preisfrage angeschnitten werden. Es ist verständlich, wenn Sie bei der ersten Pfeife Zurückhaltung üben. Berücksichtigen Sie dabei aber bitte, daß vom ersten Stück fast alles abhängt. Wenn Sie den festen Entschluß gefaßt haben, die Sache gründlich zu beginnen, sollten Sie am Anfang keinen Fehler machen, sondern eine Pfeife erwerben, die Ihnen das richtige Geschmackserlebnis vermittelt. Das muß kein teures Stück sein, aber um kein Risiko einzugehen, sollten Sie billige Sonderangebote außer acht lassen. Meine Empfehlung: geben Sie für die Pfeife 40–50 Mark aus (Preisstand 1989). Wenn es Ihr Einkommen gestattet, wäre ein Exemplar zwischen 60 und 100 Mark noch empfehlenswerter.

Auch – oder gerade – für Anfänger gilt das Sprichwort: »Auf einem Bein kann man nicht stehen.« Somit ist das wichtigste Zubehör die Zweitpfeife. Es gilt die Faustregel, daß man so viele Pfeifen besitzen sollte, wie man an einem Tag rauchen will.

Auch wer anfängt, benötigt auf jeden Fall ein Pfeifenbesteck, bestehend aus Stopfer, Dorn und Räumlöffel, ein Päckchen Pfeifenputzer, Filter (falls erforderlich) und natürlich den richtigen Tabak. Im Kapitel über Tabake finden Sie wichtige Hinweise über die Schnittarten und Geschmacksrichtungen. Ausgesprochene Spezialitäten – wie Flake Cuts oder Curly Cuts – sollten Sie am Anfang meiden. Mit einem milden Crimp Cut oder Cavendish gehen Sie kein Risiko ein.

Zum Anzünden geeignete Feuerzeuge sind heute kein Tabu mehr, im Kapitel »Zubehör« lesen Sie mehr darüber. Wenn Sie im Anfangsstadium sparen wollen, gibt es die dänischen »Pibetændstikker«, hervorragende Zündhölzer speziell für uns Pfeifenraucher.

»Drei Dinge braucht der Mann – Pfeife, Feuer, Tabak.« Dieser Werbeslogan einer bekannten Tabakfabrik aus den 60er Jahren war gewiß prägnant, aber spätestens beim Einrauchen merkt »der Mann«, daß zum Pfeiferauchen noch ein bißchen mehr gehört. Persönlich unterscheide ich zwischen unbedingt notwendigem und nützlichem Zubehör. Nach Art der Benutzung möchte ich es folgendermaßen einteilen:

Zubehör zur Rauchregulierung und Pflege

Hierzu wurde schon im vorigen Kapitel einiges gesagt. In guten Geschäften finden Sie heute zirka 30–40 verschiedene Pfeifenstopfer. Empfehlenswert sind Bestecke mit verdeckten Stopfern und Räumern. Während man bei der Erstausstattung weniger auf Luxus als auf Zweckmäßigkeit achtet, kann man später schon mal nach stilvollen Geräten schauen.

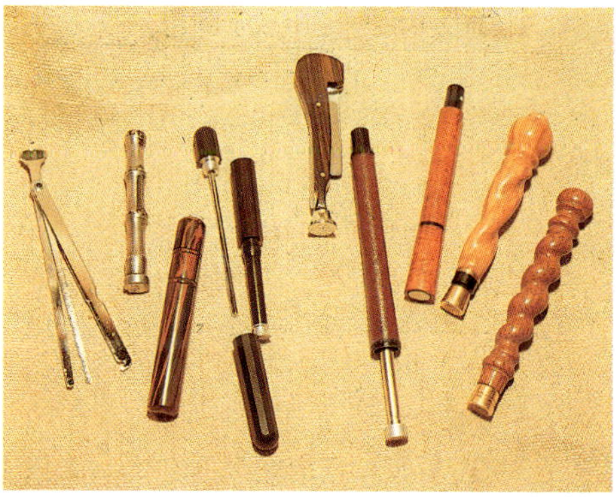

Pfeifenbesteck: von einfach und preiswert bis luxuriös

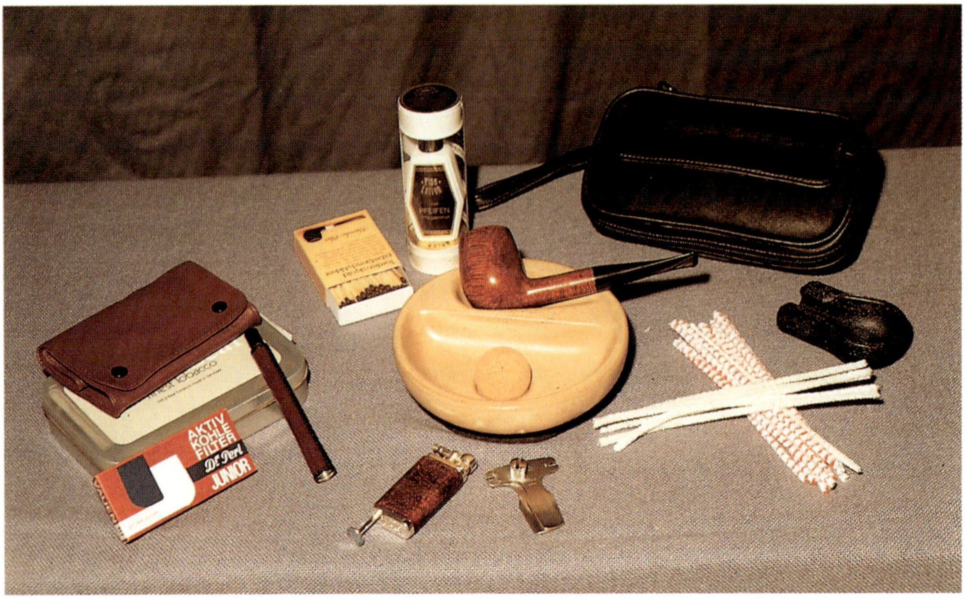

Wer beim Pfeiferauchen bleiben will, braucht nach einer gewissen Zeit eine großzügigere Ausstattung

Die konischen Pfeifenputzer und Pflegemittel für Kopf und Mundstück sind ebenso unerläßlich wie das Stopfgerät. Zum Ausräumen der Kohlekruste reicht keineswegs der Löffel vom Pfeifenbesteck oder ein Taschenmesser. Ein Pfeifenschlüssel muß für diese Arbeit schon angeschafft werden; er sollte stabil und verstellbar sein.

Artikel zum Transport und zur Lagerung der Pfeifen

Sicher wird die Familie nicht erbaut sein, wenn Ihre Pfeifen überall herumliegen. Ein praktischer Pfeifenständer ist eine gute und preiswerte Lösung.

Wenn Ihre Sammlung an Umfang zunimmt, ist irgendwann ein Pfeifenschrank angebracht. Natürlich sollte er zum Zimmer passen, ebenso wichtig ist jedoch eine gute Belüftung. Ein paar Bohrlöcher in der Rückwand reichen nicht aus, wenn der Schrank dicht an der Wand hängt. Eventuell kann Ihnen ein Tischler einige Löcher in die Seitenwände bohren, die bei sauberer Ausführung nicht störend wirken. Wegen der lichtempfindlichen Mundstücke ist die dun-

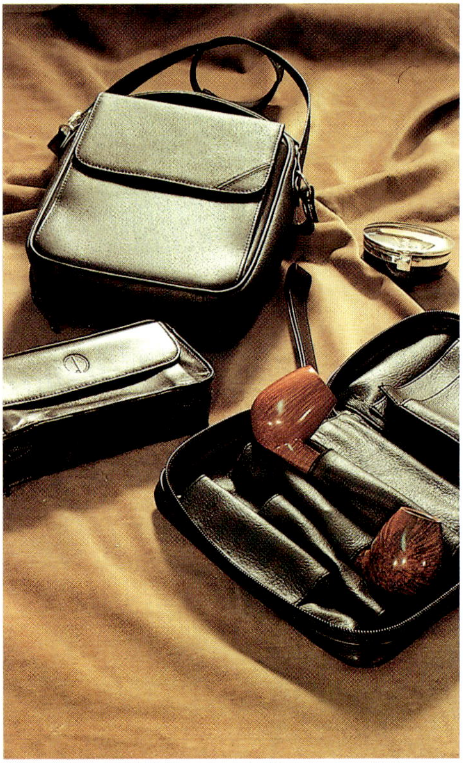

Für den Pfeifenraucher unterwegs sind Pfeifentaschen unentbehrlich

kelste Ecke im Raum der beste Platz für einen Pfeifenschrank und -ständer.
Zum Mitführen Ihrer Pfeifen außer Haus sind Taschen kein Luxus; sie schützen Ihre wertvollen Stücke vor Bruch und Kratzern. Daß auch in guten Ledertaschen das »Innenleben« aus abwaschbarem Kunststoff besteht, hat praktische Gründe.

Gefäße und Behälter zur Tabakaufbewahrung

Manche Raucher lehnen Tabaktöpfe rundweg ab. Ich gebe zu, daß bei den heutigen ausgereiften Tabakpackungen in manchen Fällen auf derartige – oft sehr dekorative – Gefäße verzichtet werden kann. Wer jedoch Großpackungen kauft oder selbst Tabak mischt, wird irgendwann einen Tabaktopf auf die Wunschliste setzen. Nie war das Angebot in deutschen Fachgeschäften größer als jetzt. Vom Holztopf bis zum gediegenen Zinngefäß ist für jeden Geschmack und Geldbeutel etwas Passendes zu finden. Wählen Sie ruhig nach eigenem Geschmack, aber achten Sie auf einige wichtige Bedingungen: Der Topf sollte nicht zu klein (Inhalt für 250 g Tabak) und die Öffnung so groß sein, daß Sie mit der Hand hineingreifen können.
Um ein Austrocknen des Tabaks zu verhindern, sollte der Deckel eine Gummidichtung haben sowie im Inneren einen Humidor, der den Tabak über einen längeren Zeitraum in richtiger Kondition hält. Von Apfel- und Kartoffelscheiben oder Schwämmen halte ich nicht allzuviel, weil bei unkontrollierter Befeuchtung die Gefahr der Schimmelbildung besteht. Töpfe ohne Humidor kann man leicht nachrüsten; die Geräte sind sehr preiswert erhältlich.
Für den Fall, daß der Tabak doch mal zu trocken geworden ist, reichen die kleinen Humidore nicht aus, um den Schaden wiedergutzumachen. Ein größeres Stück Löschblatt, mit klarem Wasser befeuchtet, bewirkt mehr. Wenn Sie es oben in den Topf legen und den Tabak von Zeit zu Zeit wenden, wird er wieder genießbar, die ursprüngliche Kondition bekommt er allerdings nicht wieder.

Blechdosen als Tabakbehälter für unterwegs sind wegen der Rostgefahr nicht besonders empfehlenswert. Kleine Ledertäschchen mit Kautschukfutter sind eine bessere Lösung.

Zubehör zum Pfeifeanzünden

Besser als altertümliche Fidibusse sind geeignete Zündhölzer oder Pfeifenfeuerzeuge. Ein Zündholz für die Pfeife sollte lang und geschmacksneutral sein, deshalb scheiden die kurzen Wachshölzer für unsere Zwecke aus. Mit normalen Zündhölzern kann man sich behelfen, am besten haben sich allerdings die dänischen »Pibetændstikker« bewährt; sie erfüllen die oben genannten Anforderungen und sind inzwischen in jedem guten Geschäft zu haben.
Am bequemsten ist natürlich ein Pfeifengasfeuerzeug mit seitlich austretender Flamme. Weil Pfeifenfeuerzeuge erfahrungsgemäß doch recht strapaziert werden, rate ich zum Reibradfeuerzeug.

Verschiedenes

Pfeifenzubehör – das ist eine Kette ohne Ende, vieles ist noch nicht erwähnt; bei einem Pfeifenraucher kommt man nie in Verlegenheit, wenn man ein Geschenk sucht. Da sind zum Beispiel die hübschen Pfeifenascher oder die zusammenklappbaren Pfeifenständer für unterwegs.
Hier will ich auch die umfangreiche Literatur erwähnen, die heute im Tabakwarenhandel angeboten wird. Die wichtigsten Titel werde ich am Schluß des Buches aufführen.

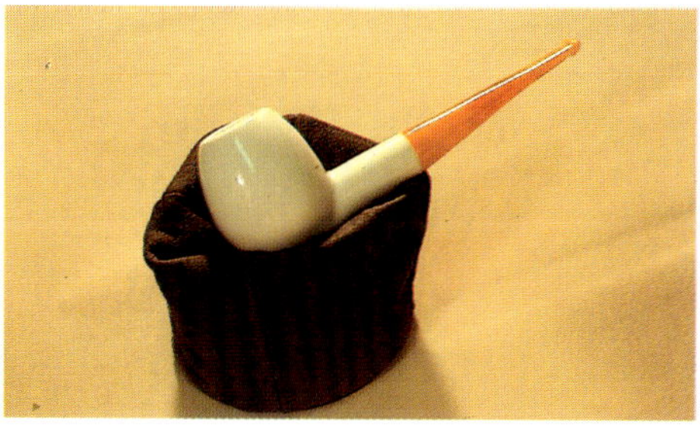

Lederner Pfeifenständer für empfindliche Meerschaumpfeifen

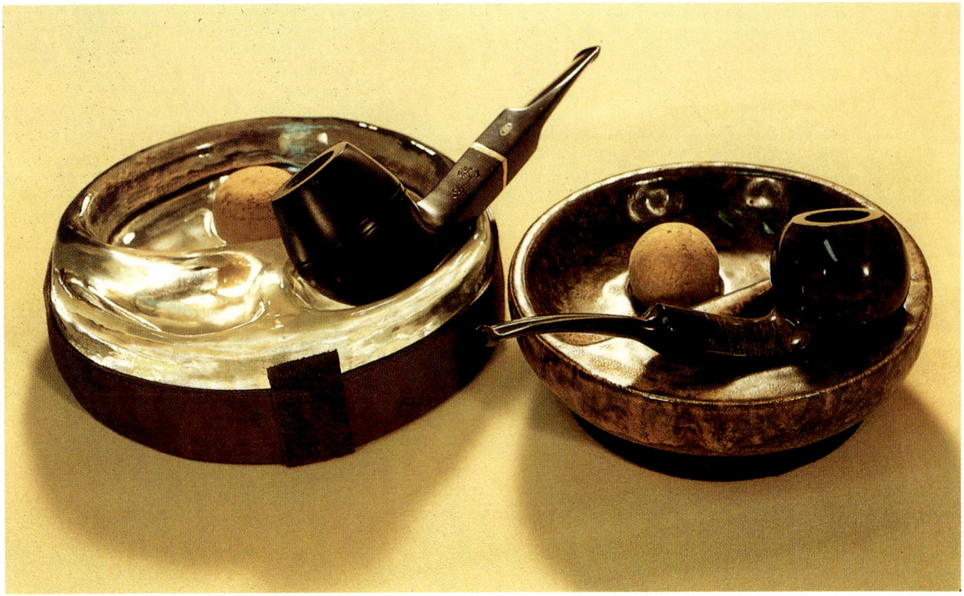

Pfeifenascher

Einrauchen

Reparaturen und Reklamationen sind für Kunden und Händler gleichermaßen eine unerfreuliche Angelegenheit. Gründliche Pfeifenpflege, auf die ich noch eingehen werde, sowie richtiges Einrauchen sind ganz entscheidende Faktoren, um Schäden am Pfeifenkopf zu vermeiden oder zumindest in Grenzen zu halten.
Im Grunde genommen ist der Einrauchvorgang eine ganz einfache Angelegenheit. Zwei häufige Fehler sind schuld an den meisten Mißerfolgen. Angst, Verkrampfung und der falsche Ehrgeiz, daß die Pfeife nicht ausgehen darf, führen meist dazu, daß mit zu hoher Temperatur geraucht wird, was Schäden an der Innenwandung verursachen kann. Der zweite Kardinalfehler besteht im nachlässigen Umgang mit der Pfeife während der Einrauchphase. Falsches Stopfen läßt die Pfeife ständig ausgehen, der Raucher verliert die Lust und läßt die halbe Füllung unverbrannt im Kopf zurück, ohne sie gleich auszuräumen. Im schlimmsten Fall führt der erste Fehler zum Durchbrenner, der zweite zur versumpften Pfeife, die sich bestenfalls bis zur Hälfte durchrauchen läßt.

Manche Raucher glauben, daß die heutigen Bruyèrepfeifen, die durchweg mit einer Schutzschicht im Tabakraum geliefert werden, nicht eingeraucht werden müssen. Das ist ein Irrtum, ebenso der von »alten Hasen« gegebene Rat, die Pfeife mit Zucker einzurauchen. Er verflüssigt sich durch die hohen Temperaturen, fließt nach unten und verstopft das Zugloch. Wenig Sinn hat es auch, die Pfeife mit Alkohol einzurauchen, weil dadurch an der noch empfindlichen Innenwand zu hohe Temperaturen auftreten.

Auch Bruyère ist Holz

Bruyère ist das ideale Material für den Pfeifenkopf, zäh, hitzebeständig und schön. Man darf nur nicht vergessen, daß es eben doch Holz ist – als solches kann es nie ganz feuerfest sein. Um Schäden zu vermeiden, müssen bewährte Regeln beachtet werden. Anfänger werden zum Teil dadurch verunsichert, daß in verschiedenen Büchern sich widersprechende Einrauchregeln veröffentlicht werden.
Jahrelang wurde den Rauchern geraten, die Pfeife mit kleinsten Tabakmengen einzurauchen. Die Dänen, ein erfahrenes Pfeifenrau-

chervolk, haben seit jeher für die »Ganzheitsmethode« plädiert, das heißt, die Pfeife ganz vollzustopfen und langsam zu Ende zu rauchen. Fest steht, daß man sowohl nach der einen als auch nach der anderen Methode das Ziel erreichen kann, das zweite Verfahren erfordert allerdings souveräne Beherrschung des Pfeiferauchens, das man bei Anfängern und leider auch bei vielen Fortgeschrittenen nicht voraussetzen kann. Anhand der eingehenden Reparaturen ist unschwer festzustellen, daß die meisten Pfeifen nur in der oberen Hälfte des Tabakraumes die erforderliche Kruste angesetzt haben. Diese »Kesselbildung« entsteht dadurch, daß der Einraucher mit der ganzen Füllung überfordert war und im unteren Teil des Tabakraumes ein unverbrannter Rest übrigblieb, der häufig auch nicht ausgeräumt wurde. Aus ihm zieht die Feuchtigkeit ins Holz und verhindert das Austrocknen. In der Folge wird die Pfeife im unteren Bereich immer wieder ausgehen, kann nicht durchgehend zu Ende geraucht werden und deshalb unten keine Kohleschicht ansetzen.

Der goldene Mittelweg

Mit Drittelfüllungen anzufangen ist insofern nicht ohne Risiko, weil die noch empfindliche Innenwandung des Pfeifenkopfes beim Anzünden mit hochgestellter Flamme des in der Regel benutzten Gasfeuerzeuges gefährdet wird. Wer den Mittelweg wählt, also die Pfeife nur bis zur Hälfte füllt, wird beim Einrauchen keine Probleme haben, wenn er von Mal zu Mal ein wenig mehr Tabak einfüllt und die nachfolgend beschriebenen Regeln beachtet:
Zunächst gewissenhaft stopfen, den Tabak in kleinen Mengen einfüllen, unten locker und oben mit Gefühl fest andrücken. Anzünden mit nicht zu langer Flamme und langsam ziehen, keinesfalls soll der Tabak im Pfeifenkopf verbrennen, sondern *verglimmen.* Durch häufiges Nachdrücken mit dem Stopfer vermeidet man zu hohe Temperaturen. Die Intervalle von Zug zu Zug sollen so bemessen sein, daß die Pfeife gerade noch am Glimmen bleibt. Darin liegt die ganze Kunst des Pfeiferauchens. Gradmesser für die richtige Betriebstemperatur ist die Hand. Wenn Sie den Pfeifenkopf nicht länger als vier Sekunden ohne Beschwerde halten können, haben Sie zu heiß geraucht. Durch Nachstopfen muß dann unbedingt der Zug stramm gehalten und eine Pause eingelegt werden. Keine Schande ist es, wenn die Pfeife dabei ausgeht. Wer weiß, daß bei einer überhitzten Pfeife die Innentemperatur auf 1100–1200°C ansteigen kann, wird sich nicht wundern, wenn das Holz mitzuglühen beginnt. Die Glut schlägt auch durch die Einrauchschicht, die vom Hersteller eingestrichen wurde, und greift das Holz an. Nach dem Ausräumen sieht man die Folgen; verkohltes Holz, von Rissen durchzogen, und gefährliche Ausmuldungen. Im Extremfall kann die Pfeife durch falsche Behandlung bereits beim ersten Mal durchbrennen, sie ist dann unreparabel, während bei beginnenden Schäden die kranke Innenwand durch Auftragen einer Einrauchpaste gerettet werden kann.

Regelmäßiger Filterwechsel

Bei den 9-mm-Pfeifen muß man besonders aufpassen, denn der durch den Filter zusätzlich verursachte Widerstand muß durch stärkeres Ziehen überwunden werden. Gewissenhaftes Nachstopfen ist hier sehr wichtig, weil sonst bei zu hastigem Ziehen die Betriebstemperatur bedrohlich ansteigt. Es ist kein Zufall, wenn bei 9-mm-Pfeifen die Durchbrennerquote besonders hoch ist. Der Widerstand und damit die Intensität des Ziehens erhöhen sich noch bei mehrfachem Gebrauch der Filterpatrone. Regelmäßiger Filterwechsel ist somit nicht nur eine Frage der Hygiene, sondern wirkt sich indirekt auch auf die Temperaturentwicklung im Pfeifenkopf aus.

Kein Abschlußfeuerwerk

Durchbrennen kann die Pfeife auch, wenn man das Zu-Ende-Rauchen erzwingen will. Risse im Bodenbereich in der Nähe des Zugloches deuten darauf hin, daß mit überlanger Gasflamme ein Abschlußfeuerwerk veranstaltet wurde, um ja den letzten Krumen Tabak, der noch in der

Asche sein könnte, zu verbrennen! Wer Schwierigkeiten hat, die Pfeife zu Ende zu rauchen (was bei zu feuchten Tabaken oft nicht einfach ist), sollte die bewährten Pfeifensteine verwenden. Diese saugfähigen Tonhalbkugeln binden die Feuchtigkeit und verhindern das Versotten der Pfeife im unteren Bereich.

Wer aus gesundheitlichen Gründen nicht zu Ende rauchen will, sollte zum Abschluß mit dem Pfeifenlöffel den Rest im Tabakraum umrühren. Dabei fällt die trockene Asche von oben zum Boden und saugt die Feuchtigkeit auf. Aber auch für diesen Fall sind die Pfeifensteine die bessere Lösung.

Rauchen Sie Ihre Pfeife nicht auf der Straße ein, wählen Sie eine Mußestunde zu Hause. Fangen Sie nicht mit tierischem Ernst an zu rauchen, sondern ganz locker – und vor allen Dingen ohne Lampenfieber!

Gesünder rauchen durch Filter?

Fast alle schönen Dinge im Leben sind nicht ohne Risiko, das beginnt beim Autofahren und hört beim guten Essen und Rauchen noch lange nicht auf – vom Alkohol ganz zu schweigen. Wer maßvoll genießen kann, wird keine Probleme haben. Ob der Magenbitter oder die Gesundheitspfeife hilft, mag umstritten sein, zur Beruhigung des Gewissens reicht's allemal.

Moderne Filterpatronen haben mehr als nur psychologische Wirkung, sie haben das Pfeiferauchen erheblich bekömmlicher gemacht, das ist durch Testresultate eindeutig erwiesen. Daß Pfeifenfilter bei unsachgemäßem Gebrauch keine Wirkung haben, sondern höchstens das Gewissen beruhigen, steht auf einem anderen Blatt, doch davon später.

Über Sinn und Unsinn der Systempfeifen ist viel diskutiert worden. Der Streit für oder gegen Filter wird nie ganz aufhören; er hat die Pfeifenraucher, zumindestens in Deutschland, in zwei Lager gespalten. Hier Pfeifenraucher – dort Filterpfeifenraucher.

Ganz gewiß ist das Thema »Rauchen und gesundbleiben« so alt wie das Pfeiferauchen in Europa selbst. Allerdings waren früher finanzielle Gründe und Freizeitmangel natürliche Bremsen für übermäßigen Umgang mit Pfeife und Tabak. Trotzdem liegen erste technische Versuche, das Pfeiferauchen »gesünder« zu machen, viel weiter zurück, als angenommen wird. Lange bevor »Dr. Perl« und »Denicotea« den Markt beherrschten, gab es schon »Gesundheitspfeifen« (die Bezeichnung ist heute gesetzlich verboten). Während meiner Kindheit kauften gesundheitsbewußte Gesteckpfeifenraucher die »Sanitas-Pfeife«. bei der ein Filtereinsatz im langen Rohr verschraubt war, der nach einigen Pfeifenfüllungen erneuert werden mußte.

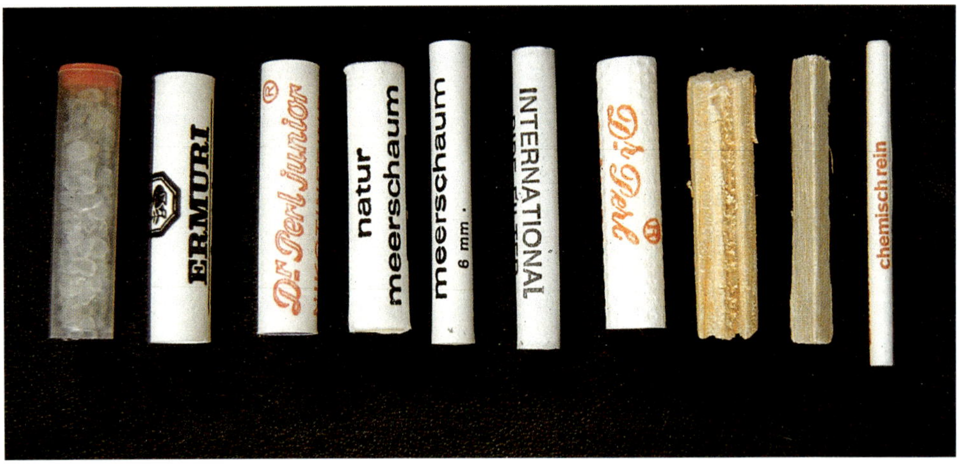

Eine Auswahl der heute gängigen Pfeifenfilter

Anfang der 30er Jahre kamen Pfeifen mit Bakelitköpfen und Ton- oder Bruyèreeinsätzen auf den Markt, wie zum Beispiel die »Combi« von Müllenbach & Thewald, Höhr-Grenzhausen, die »Record« von Emil Finkenwirth, Brand-Erbisdorf, und als bekannteste Marke die »Büttner-Pipe«, die immer noch gefertigt wird. Die Pfeifen wurden zwischen Kopfunterteil und abschraubbarem Einsatz mit einer saugfähigen Tonglocke oder -scheibe ausgerüstet, die nach einigen Pfeifenfüllungen ausgewechselt werden mußten.

Überrascht hat mich bei meinen Nachforschungen allerdings, daß bereits während der Blütezeit der Ulmer Maserpfeifen ein Kühlrauchsystem entwickelt wurde. In einer alten Schrift las ich: »1835 bestätigt der Oberamtsarzt Dr. Gramm dem Universitätsmechanikus Künzle von Freiburg, der seine Erfindung „Kühlrauchtabaksröhren" im Gasthof „Zum Pflug" in Ulm um 36 Kr. verkauft, die einwandfreien Vorteile derselben. Der Rohreinsatz mindere die Schärfe der Tabakbeize und bringe den Rauch kühl zu Munde.«

Das problemloseste System bot ab 1921 die Firma Vauen, Nürnberg, an – Papierpatronen in drei verschiedenen Stärken, die in einer erweiterten Bohrung des Mundstücks ein trockeneres Rauchen ermöglichten. Im eigentlichen Sinne waren es noch keine Filter.

Neben den Papierfiltern wurden seit etwa 1930 von vielen Pfeifenherstellern alle möglichen Metallsysteme in den Rauchkanal eingebaut. In Form von Röhren, Spiralen und Schnecken sollten sie den Rauch kühlen. Einige Hersteller rüsten ihre Pfeifen heute noch damit aus, obwohl die Kühlwirkung nach wenigen Minuten vorbei ist.

In Deutschland dominierten mehr und mehr die Filterpatronen, bereits im Oktober 1932 brachte die Denicotea GmbH die erste gefüllte 9-mm-Kapsel auf den Markt.

Unabhängig von Denicotea hatte sich bereits 1934 die Firma Vauen den mit Aktivkohle gefüllten 8-mm-Filter patentieren lassen, der genau 30 Jahre auf seine große Stunde warten mußte. Die Anfangserfolge waren sehr bescheiden, erst durch die Bekanntgabe des Terry-Reports im Januar 1964 wurde er aus dem Dornröschenschlaf gerissen, um dem Heer der plötzlich »gesundheitsbewußten« Umschüler von der Zigarette zur Pfeife den Anfang leichter zu machen.

Anfang der 70er Jahre wurde Vauen durch den Erfolgskurs des Kohlefilters Marktführer, Pfeifen ohne Filter sowie Modelle mit dünnen Papierfiltern verloren immer mehr Marktanteile, und die ausländischen Hersteller waren gezwungen, ihre Pfeifen mit Filterbohrung zu liefern, wenn sie am deutschen Markt präsent bleiben wollten.

Neben den führenden Herstellern Vauen und Denicotea traten nach dem Zweiten Weltkrieg Mitbewerber auf den Plan. Neben Aktivkohle und Silicagel wurde auch Meerschaumgranulat als Füllmaterial verwendet – schließlich kam Anfang der 80er Jahre noch der Balsaholzfilter dazu.

Alle Filter haben die Aufgabe, Feuchtigkeit zu binden. Das funktioniert auch, allerdings nur bis zur Sättigung der Filterstoffe, die bei einem großen Pf.-Modell in der Regel nach einer Pfeifenfüllung erreicht ist. Bei wenig gesoßten Naturtabaken kann eventuell zweimaliger Gebrauch akzeptiert werden. Alles, was darüber hinausgeht, ist von Übel. Anstatt Kondensate abzulagern, nimmt der Rauch aus den überforderten, nassen Patronen zusätzliche Feuchtigkeit auf.

Nachteilig wirkt sich der große Durchmesser der dicken Filterpatronen auf die Gestaltung der Pfeifen aus. Modelle mit schlankem, rundem sowie solche mit flachem Holm scheiden bei 9-mm-Systemen aus.

Interessant ist, daß gefüllte Filter im Ausland so gut wie unbekannt sind. Es handelt sich hier um eine rein deutsche Entwicklung, die dazu geführt hat, daß der Anteil der Pfeifenraucher im Verhältnis zu anderen Ländern, Dänemark ausgenommen, überdurchschnittlich hoch ist.

Zusammenfassend kann man sagen:

- Durch den Kohle- oder Meerschaumfilter erreicht man eine Kondensatreduzierung von zirka 50%, eine Nikotinreduzierung von zirka 65–70%, beides bei einer Zugdauer von zwei Sekunden und einer Zugpause von mindestens acht Sekunden.

- Das gefürchtete Zungenbrennen wird durch den gefilterten Rauch weitgehend vermieden. Rauchern mit empfindlicher Zunge rate ich, während des Pfeiferauchens kohlensäurehaltige Getränke zu meiden.
- Man kann aus 9-mm-Pfeifen inhalieren, was aber keineswegs im Sinne der Erfindung liegt!
- Der durch den Filter bedingte Widerstand verleitet zum stärkeren Ziehen und entfacht die Glut im Tabakraum übermäßig. Die Gefahr des Durchbrennens wird dadurch erhöht, ferner wird der Zapfen des Mundstücks durch die Erhitzung weich. Weil die Möglichkeit der Ausdehnung im Holmloch nicht gegeben ist, fällt er nach der Abkühlung zusammen und sitzt dann zu locker. Es ist deshalb wichtig, an der Filterpfeife genauso bedächtig zu ziehen wie an der normalen. Man vermeidet beim kühleren Rauch gleichzeitig übermäßige Kondensatbildung.

Vor dem Kauf der ersten Pfeife sollten Sie wissen, welche Art des Rauchgenusses Sie wählen wollen. Die Hinweise in diesem Kapitel mögen Ihnen zwar genügend Information gegeben haben, aber entscheiden, ob mit oder ohne Filter, müssen Sie selbst. Die Benutzung filterloser Pfeifen bringt dem Feinschmecker höhere geschmackliche Genüsse, erfordert während der Lernphase aber mehr Ausdauer.

Pfeifenpflege

Drei Gründe sprechen für die Pfeifenpflege:
- Hygiene und Schönheitssinn
- Erhaltung der guten Raucheigenschaften
- Verlängerung der Lebensdauer Ihrer Pfeife

Die Pflege Ihrer »hölzernen Juwelen«, für die Sie zum Teil viel Geld investiert haben, macht sich bezahlt und garantiert dafür, daß Sie sich jederzeit in »rauchiger Runde« damit sehenlassen können. Ein Großteil der Raucher kann das leider nicht, denn bei der Vielzahl der Reparaturen, die ich Jahr für Jahr ausführe, stelle ich folgendes fest:
- 60% aller Pfeifen werden nicht regelmäßig gereinigt
- 50% werden zu naß geraucht beziehungsweise nicht richtig ausgeräumt
- 40% werden zu heiß geraucht, als Folge zeigen sich Ausmuldungen an der Innenwand und lockere Mundstücke
- 30% aller Pfeifen sehen äußerlich ungepflegt aus

Kollegen in anderen Städten machen die gleiche Erfahrung. Wie kommt das, und wie kann man hier Abhilfe schaffen?
Die Pfeife ist oberflächlich betrachtet ein so einfaches Gerät, daß es den meisten Rauchern überflüssig erscheint, eine Einrauch- und Pflegeanleitung zu lesen. Zähne- und Schuheputzen sowie die wesentlich aufwendigere Pflege am Auto sind für jeden eine Selbstverständlichkeit, aber bei der Pfeife wird oft geschludert. Dabei ist alles so einfach, und die nötigen Hilfsmittel sind für jeden erschwinglich.
Ganz unmittelbar hängt von der Pflege der Pfeife ihre Lebensdauer, ihr Geschmack sowie das Geruchserlebnis Ihrer Mitmenschen ab. Schon ihnen zuliebe muß der Zustand der Pfeifen so sein, daß keine Geruchsbelästigung beim Rauchen entsteht. Oberster Grundsatz sollte deshalb das Trockenhalten sein, was voraussetzt, daß Ihre Pfeifen nicht überfordert werden. Die Pflege beginnt nicht erst beim Putzen, sondern schon beim richtigen Rauchen und sorgfältiger Aufbewahrung der Pfeifen zu Hause und auf Reisen.

Pflege des Pfeifenkopfes

Zur täglichen Pflege des Pfeifenkopfes gehört vor allem die Sauberhaltung des Tabakraumes. Er soll nach Beendigung des Rauchens gründlich ausgeräumt werden, wobei Sie »ausräumen« wörtlich nehmen müssen. Ausklopfen an harten Gegenständen führt, wenn lang gefaßt wird, zu Beschädigungen des Kopfrandes und gefährdet Zapfen und Holmende. Weil der Verbleib feuchter Rückstände (trocken sind sie fast nie) im Tabakraum eine Todsünde ist, nehmen Sie bitte zum Ausräumen den Löffel vom Pfeifenbesteck. Eventuell benutzte Pfeifensteine müssen selbstverständlich mit heraus. Nur wer restlos zu Ende raucht und am Schluß nur Asche in der Pfeife hat, läßt diese noch einige Minuten im Kopf, denn sie saugt die Feuchtigkeit aus dem Holz des Pfeifenbodens.

Pflege des Rauchkanals

Sie sollte gleich nach dem letzten Zug beginnen. Schieben Sie zunächst einen saugfähigen Putzer durch den Rauchkanal, auch wenn's pressiert, soviel Zeit sollten Sie immer haben! Bei Verwendung von Filtern muß nach einer kurzen Pause, während der die Pfeife auskühlen kann, zuerst die Patrone entfernt werden. Der Putzer saugt die Feuchtigkeit auf und muß nach einigen Stunden herausgezogen werden, etwa am Abend, wenn Sie die Pfeifen vom Tage gründlich säubern.

Das Herausdrehen der Spitze bei der abendlichen Reinigung soll im Uhrzeigersinn erfolgen, weil das Zapfenloch im Rechtsdrall gebohrt wurde. Wenn Sie das Mundstück einfach herausziehen, riskieren Sie, besonders bei dünnwandigen Holmen, einen Bruch.

Zur Reinigung der größeren Holmbohrung wird der Reiniger in der Mitte geknickt und dadurch beim Durchziehen wirksamer. Wenn Sie die Knickstelle nach vorn nehmen, verhindern Sie Beschädigungen durch die scharfen Spitzen des Putzers. Zur Säuberung des Zapfenloches im Holm gibt es zwar Geräte, am besten hat sich aber weiches Papier bewährt, aus dem Sie einen Pfropf drehen, der gegebenenfalls auch für die große Filterbohrung im Mundstück gute Dienste leistet. Beim Säubern gebogener Mundstücke biegt man den Putzer vorn um, damit die scharfe Spitze das weichere Material nicht beschädigt. Besonders bei dünnen Sattelspitzen ist die Wandung im Scheitelpunkt der Biegung sonst bald durchgewetzt.

Verwenden Sie für die täglichen Pflegearbeiten auf jeden Fall die weichen, saugfähigen Baumwollputzer, harte Nylonbürsten sollten Sie, wenn überhaupt, nur zur Generalreinigung verwenden. Zur täglichen äußeren Pflege tut ein Poliertuch gute Dienste.

Generalreinigung

Die Generalreinigung ist, wenn Sie genügend Pfeifen zum Wechseln haben, nur einmal monatlich notwendig. Benötigt werden: reiner Alkohol, ein Pfeifenschlüssel als Räumgerät, die rotweiß oder schwarzweiß geringelten »Blitzreiniger«, ein weicher Lappen und Papier. Empfehlenswert ist die Anschaffung eines Pflege-Sets, das in der Regel Poliermittel für Kopf und

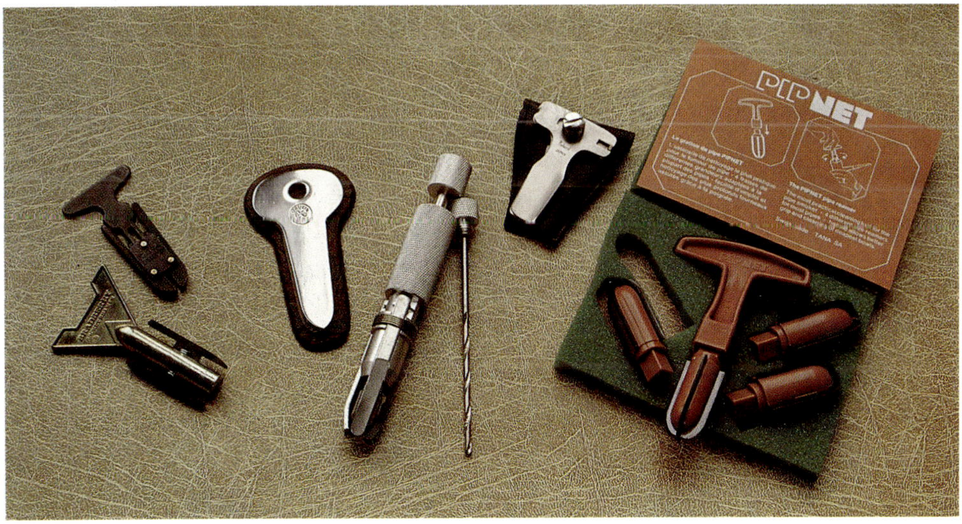

Pfeifenräumer zum Reduzieren der Kohlekruste im Pfeifenkopf

Mundstück enthält. Wenn ein Lösungsmittel dazugeliefert wird, können Sie auf den Alkohol verzichten. Die bewährtesten Pfeifenschlüssel sind nach meiner Erfahrung der Senior-Reamer und der Roland-Räumer. Beide sind sehr stabil, stufenlos verstellbar und arbeiten nicht mit Federdruck, was bei dünnwandigen Pfeifen gefährlich sein kann!

Wenn Sie rationell arbeiten wollen, nehmen Sie sich an einem Abend gleich alle Pfeifen vor. Als erstes wird mit dem Pfeifenschlüssel die Kohlekruste im Tabakraum bei den Köpfen, wo es nötig ist, auf 1–1½ mm Stärke reduziert.

Zur Reinigung des Rauchkanals trennen Sie das Mundstück vom Pfeifenkopf, tauchen einen »Blitzreiniger« ins Lösungsmittel und entfernen die Ablagerungen. Zur Reinigung des Holmloches knickt man wieder einen Putzer in der Mitte, bei extrem langen Holmen verwendet man zwei. Sollte die Bohrung durch Ablagerungen zu eng geworden sein, muß vor der Arbeit mit den Reinigern die ursprüngliche lichte Weite mit einem geeigneten Gerät hergestellt werden. Der kurze Dorn eines billigen Bestecks ist dazu nicht brauchbar. Der spiralförmige Metallstift, der im Griff des Senior-Reamers sitzt, leistet gute Dienste.

Wenn die Rauchkanäle im Holm und im Mundstück mit den angefeuchteten Dochten gründlich gesäubert sind, putzt man mit trockenen Reinigern nach, die großen Bohrungen mit dem bewährten Papierpfropfen.

Wenn Sie den oberen Rand des Pfeifenkopfes mit Alkohol pflegen, verhindern Sie die Bildung einer häßlichen schwarzen Schicht. Gelegentlich ist es gut, wenn Sie die Holz- und Mundstückoberfläche mit den dafür vorgesehenen Poliermitteln bearbeiten. Eine äußerlich gepflegte Pfeife erhöht den Rauchgenuß, denn das Auge genießt mit.

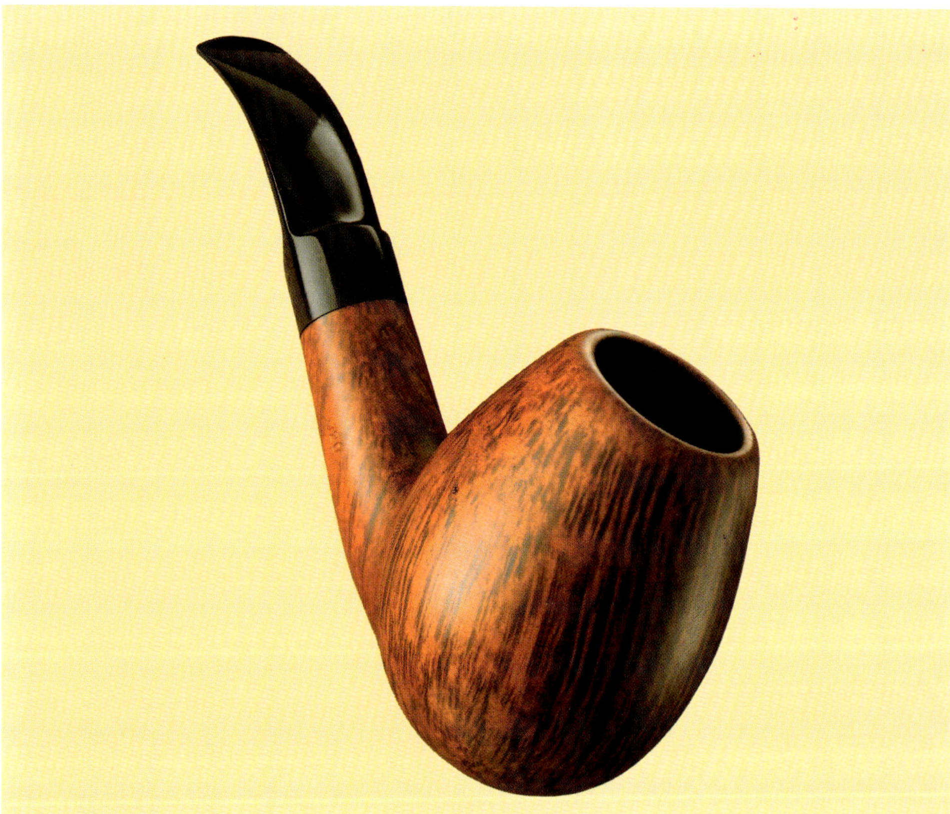

Stanwell-Pfeife

Die Welt des Tabaks

Die erste Bekanntschaft mit dem »Kräutlein« Tabak ist für die meisten Menschen sehr unromantisch. Vater oder Mutter mit der Zigarette als »Vorbild« wird manchen Junior reizen, es zumindest heimlich zu versuchen. Die negative Erfahrung nach dem ersten Versuch ist meist wirkungsvoller als ein Rauchverbot.
Wer wie ich in der Tabak- und Zigarrenstadt Bünde aufgewachsen ist, in einem Haus, wo Produkte aus Tabak geführt wurden, hat anderen Kindern in dieser Richtung einiges voraus. Bereits mit fünf Jahren hatte ich Gelegenheit, mit meinem Großvater das Rohtabaklager einer Tabakfabrik zu besichtigen. Der betörende Duft der braunen Blätter gefiel meiner Nase außerordentlich, und mir wurde klar, daß das ein ungewöhnliches Kraut war. Ehe ich Abc-Schütze wurde, war ich bereits vom Tabak begeistert.

Anbau

Nur wenigen ist bekannt, daß zur Gattung Nicotiana zirka 40 Arten und viele tausend Sorten zählen. Für uns Raucher ist hauptsächlich nur die rotblühende Art *Nicotiana tabacum* von Bedeutung. Eine zweite Art, die *Nicotiana rustica* wird noch in einigen osteuropäischen Ländern und in Vorderasien angebaut. Aus ihren Blättern entsteht in der Türkei der »Tombak«, eine Spezialität für Wasserpfeifen, sowie in der Sowjetunion der berühmt-berüchtigte »Machorka«.
Die Tabakpflanze, wie die Tomate und Kartoffel, ist ein einjähriges Nachtschattengewächs; sie ist wie diese ein Geschenk der Neuen Welt. Die Aussaat des Tabaks erfolgt in Saatbeeten. Die winzig kleinen Samenkörner (10 000 bis 14 000 wiegen 1 g) werden gewöhnlich in Wasser mit einer Gießkanne auf die Beete verteilt. Gelegentlich kann man im Frühjahr erleben, daß nach zirka vier Wochen die kleinen Pflänzchen in mechanisch hergestellten Erdtöpfen pikiert werden. Anschließend pflanzt man sie auf ein Feld mit Folienüberdachung, nach weiteren vier Wochen erfolgt die endgültige Auspflanzung aufs Feld. Diese Methode wird aber nicht von allen Tabakanbauern praktiziert. Andere verpflanzen die jungen Pflänzchen zirka sechs bis acht Wochen nach der Aussaat aufs Feld. Je nach Tabaksorte werden pro Hektar etwa 20 000 bis 50 000 Setzlinge benötigt, bei der wesentlich kleineren Orientpflanze sind es sogar bis zu 100 000.
In den Monaten zwischen Aussaat und Ernte gibt es für den Tabakbauern viel Arbeit. Mehrfaches Hacken, sachgemäßes Düngen, Bodenpflege, Unkrautbekämpfung und bei Trockenheit künstliche Beregnung sind die wichtigsten Dinge, die erledigt werden müssen.
Während des Wachstums benötigt die Pflanze nicht nur Wärme, sondern auch, besonders in den ersten Monaten, eine bestimmte Menge

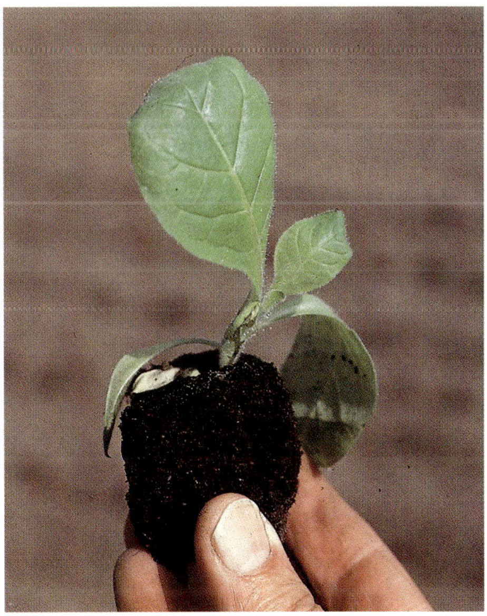

Jungpflanze

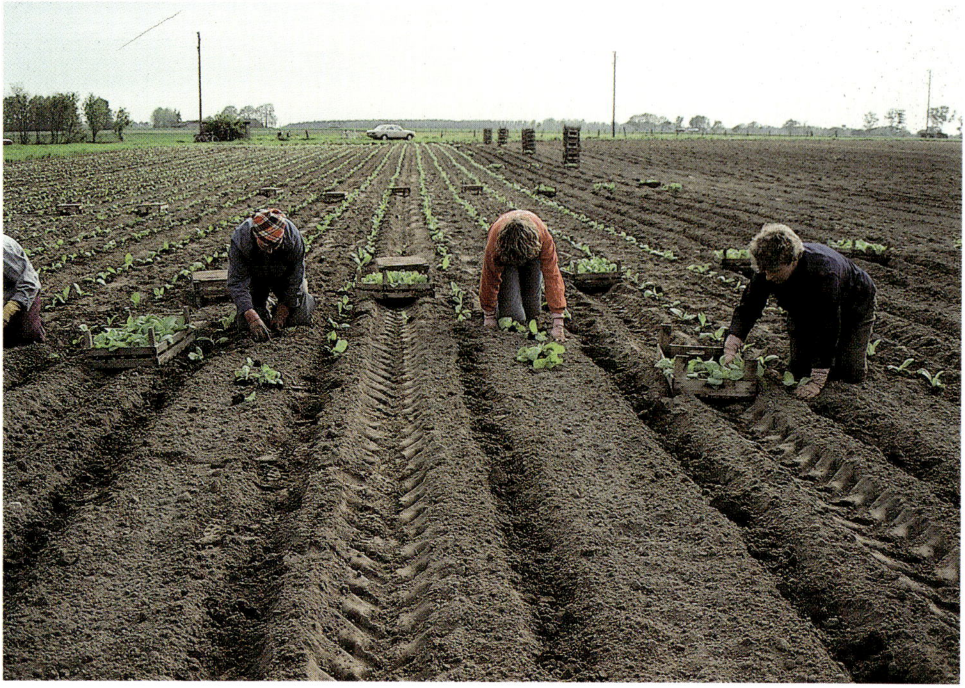

Auspflanzen der Tabakpflanzen

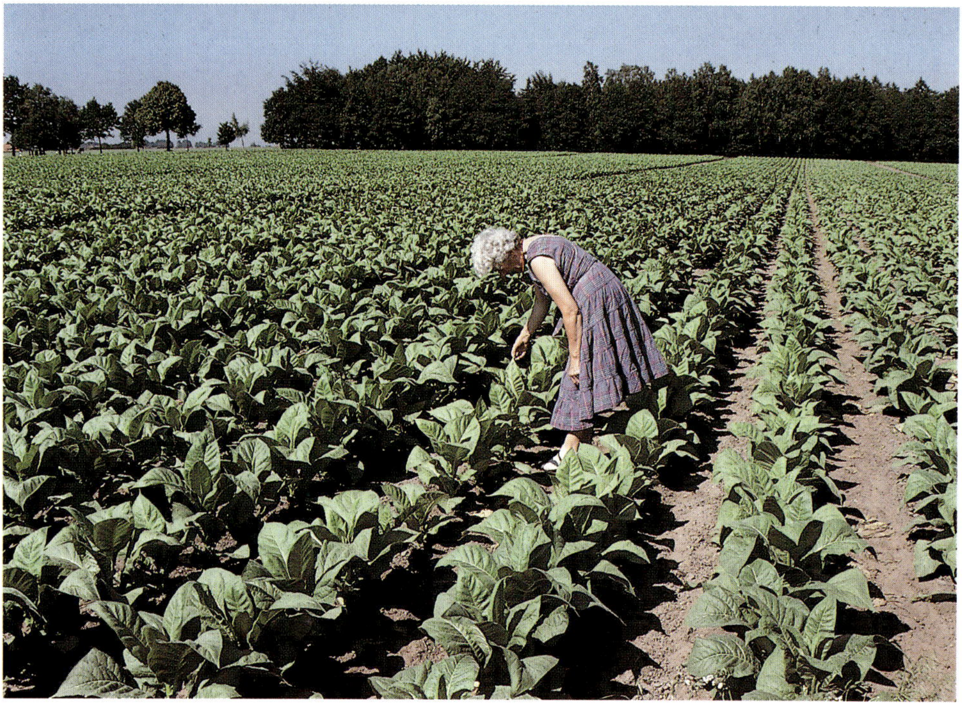

Die Tabakpflanzen Ende Juni

Regen. Interessant ist in diesem Zusammenhang, daß – je nach Sorte – bis zu 900 Liter Wasser benötigt werden, um ein Kilo Trockensubstanz zu bilden. Die Tabakpflanze gedeiht im feuchtwarmen Klima am besten; trotzdem wird sie auch in den meisten Ländern der gemäßigten Zone angebaut. Durch Züchtung wurden Sorten entwickelt, die sich den jeweiligen Klimabedingungen anpassen.
Sehr zu Unrecht hat deutscher Tabak bei vielen Rauchern nicht den besten Ruf – vielleicht, weil sich die ältere Generation noch zu deutlich an nicht richtig fermentierten Eigenbau erinnert. Durch besondere Gründlichkeit in Forschung und Züchtung haben die einheimischen Gewächse heute aber eine durchaus gute Qualität.

Ernte

Welch enorme Arbeitsleistung die Tabakpflanzer allein bei der Ernte erbringen müssen, ergibt sich aus der Blattzahl pro Pflanze. Bei den kleinen Orientgewächsen sind es im Durchschnitt 24 (8 Reihen oder »Hände« mit je 3 Blättern); daraus errechnen sich bis zu 2,4 Millionen Blätter pro Hektar, die von Hand gepflückt werden müssen. Bei den großblättrigen Virginiasorten rechnet man mit etwa 500 000 Blättern pro Hektar. Wenn Sie bei der Tabakernte helfen oder zuschauen, können Sie interessante Dinge erfahren, zum Beispiel, daß hierzulande bei zirka 28 000 bis 34 000 Pflanzen pro Hektar etwa 450 000 Blätter gepflückt werden müssen. Zwar werden als Ausgleich zu den steigenden Lohnkosten ständig neue rationelle Erntemethoden entwickelt, aber Erntemaschinen rentieren sich nur bei großflächigem Anbau, zum Beispiel in den USA.
Bei der Ernte unterscheidet man, je nach Verwendungszweck, Ganzpflanzen- oder Blatternte. Ebenso wie die Zigarrentabake müssen auch die meisten Schneidegutsorten blattgeerntet werden.
Der Erntebeginn richtet sich nach Klima und Breitengrad. Für die Pflanzerfamilien und ihre

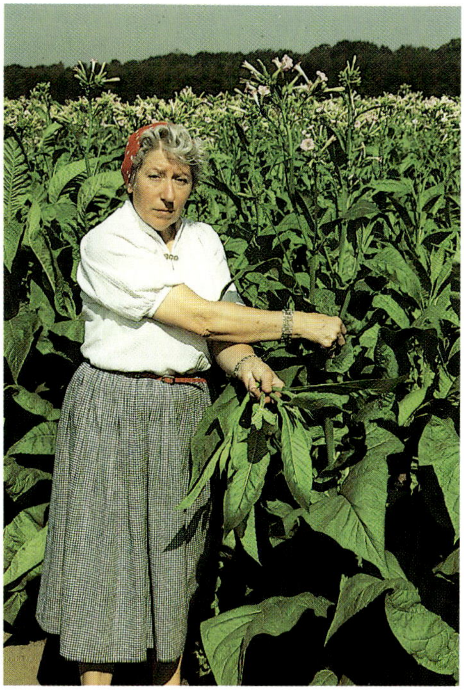

Beim »Geizen«

Helfer, zum großen Teil Saisonarbeiter, beginnt die arbeitsreichste Zeit des Jahres. Bei der Blatternte werden die Blätter in bestimmten Zeitabständen von unten nach oben gepflückt, die Arbeit erstreckt sich daher über mehrere Wochen, in Deutschland zum Beispiel von Juli bis September. Als Zeichen der Reife gilt das Aufwerfen einzelner Blatt-Teile sowie das Auftreten gelblicher Flecken auf der Oberfläche der Blätter. Während man Zigarrengut kurz vor Eintritt der Vollreife erntet, läßt man Schneidegut, den Rohstoff für Pfeifentabake, ausreifen. Weil im Tabakblatt zum Zeitpunkt seiner Ernte noch Umsetzungen vor sich gehen, ist der Begriff der Reife hier nicht so aufzufassen wie bei anderen Kulturpflanzen. Ein Tabakblatt ist dann reif, wenn es den Zustand erreicht hat, der für seine spätere Verwendung am geeignetsten ist, auch im Hinblick auf das äußere Erscheinungsbild. Es obliegt dem Pflanzer, den Zeitpunkt der sogenannten »technischen Reife« zu bestimmen.
Eine enorme Erleichterung für die Feldarbeiter sind die Erntebänder, lange Förderbänder, die

vom Fahrweg weit ins Tabakfeld ragen und das gepflückte Blattgut zum Erntewagen schaffen. Der Wagen mit dem aufmontierten Ernteband fährt langsam von Reihe zu Reihe, und die bereits gepflückten Blätter werden so in kürzester Zeit zum Fahrzeug transportiert, wo man sie sofort zum Luft- oder künstlichen Trocknen entweder zu Bandelieren einnäht oder in Blechrahmen packt. Sie können diese Erntetechniken bei Offenburg beziehungsweise im Oldenburgischen oder Holsteinischen beobachten.

Tabak-Geographie

Ehe wir uns mit der Weiterverarbeitung des Rohtabaks beschäftigen, kurz einiges über die Anbaugebiete mit den bekanntesten Schneidegutsorten. Die klassischen Anbaugebiete für diese Tabake liegen in den USA; Namen wie Virginia, Nord- und Süd-Carolina, Maryland und Kentucky sind den meisten Rauchern bekannt.

Tabakanbau betrieben bereits die Ureinwohner Nordamerikas, die Sorte schmeckte den englischen Kolonisten aber nicht. Dem Siedler John Rolfe wird es zugeschrieben, Samen aus Mittelamerika in den Norden geschmuggelt zu haben, so daß die schmackhaftere »Nicotiana tabacum« nach Virginia kam. Das Unternehmen wurde ein voller Erfolg, und bereits 1614 kam die erste Ernte nach England. Der Siegeszug des weltberühmten Virginia hatte begonnen.

Für unsere derzeitigen Tabakmischungen ist der Virginia die Nummer eins, nur kommt heute längst nicht mehr jeder Virginia aus den USA; in Ländern mit ähnlichen klimatischen Verhältnissen wird er schon lange angebaut. Zum Beispiel in Südamerika, besonders in Argentinien, gedeiht ein hervorragender Virginia; fast von gleicher Güte wie die Stammsorte aus den USA ist der Tabak aus Simbabwe.

Der in der Volksrepublik China gezüchtete Tabak ist von ausgezeichneter Farbe, liefert ein großes nikotinarmes Blatt, kann aber geschmacklich nicht mit dem aus den genannten Ländern konkurrieren. Er wird als Fülltabak für bestimmte Tabakmischungen verwendet. Nicht unbedeutend als Rohtabakerzeuger sind einige Länder der europäischen Gemeinschaft, insbesondere Italien, Frankreich, Deutschland und Spanien.

Die deutschen Anbaugebiete will ich etwas gründlicher behandeln. Unsere nördlichsten Anbaugebiete liegen im Raum Kiel und Oldenburg/Holstein, weitere in Niedersachsen, vorwiegend im Kreis Diepholz. Das historische Anbaugebiet »Eichsfeld« in Ostniedersachsen bei Northeim wird seit einigen Jahren kaum mehr genutzt. Die flächenmäßig größten Gebiete liegen in Baden, der Pfalz und in Franken. Zum »Inlandtabak« zählt unter Fachleuten auch der Tabak aus der Uckermark/DDR. Im Rahmen des Zahlungsausgleichs beziehen westdeutsche Hersteller auch Rohtabak von dort, er ist qualitativ den in Westdeutschland angebauten Sorten ähnlich.

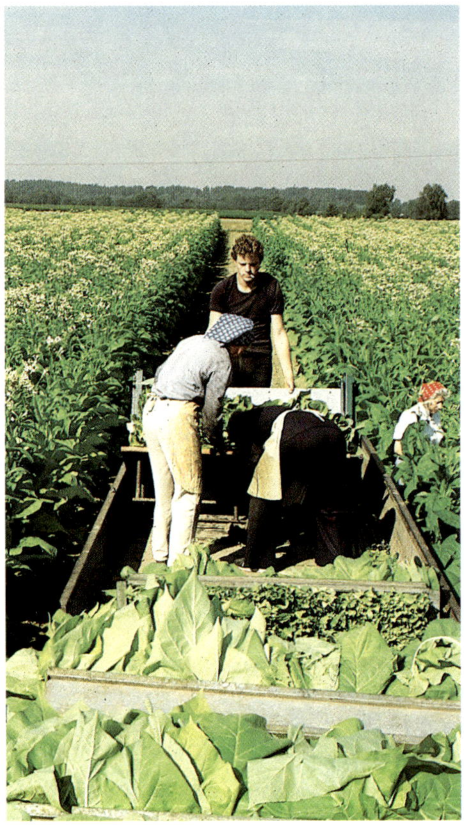

Tabak wird von Juli bis September geerntet

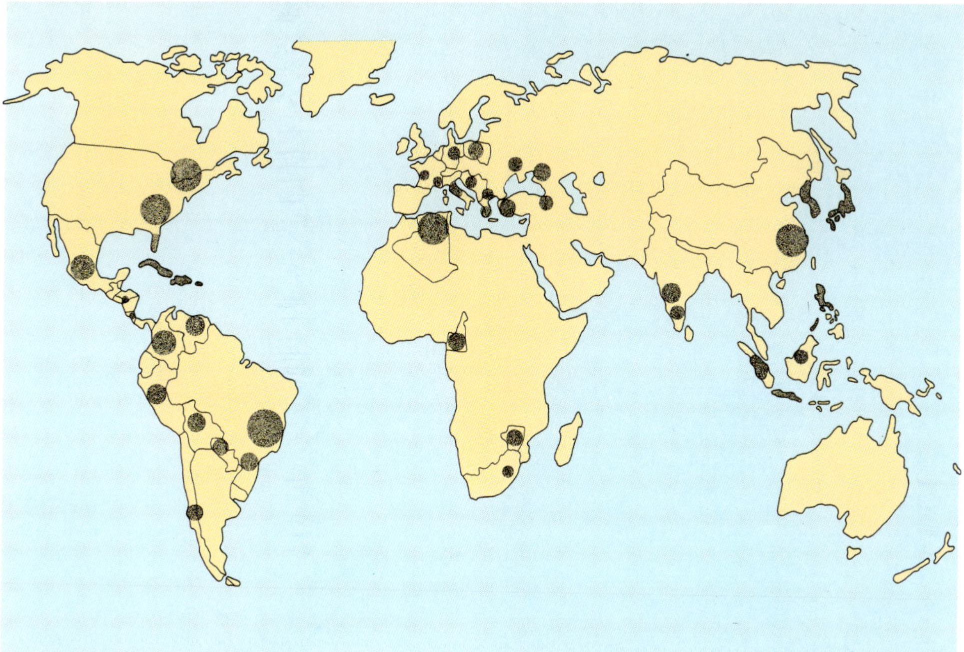

Tabakanbaugebiete in aller Welt

Die Geschichte des Tabakbaus in Deutschland hat 400jährige Tradition. Bereits im 16. Jahrhundert wurden im Straßburger Raum und in Baden Tabak gepflanzt. 1598 wurde unter Kurfürst Friedrich IV. auch in der Kurpfalz damit begonnen. Während des Dreißigjährigen Krieges breitete sich das Rauchen stark aus, die Anbauflächen wuchsen. Den Höhepunkt erreichte der Tabakbau gegen 1890 mit 27 000 bis 30 000 ha.

Bei der schnellen Flächenerweiterung wurde allerdings die Qualität sehr vernachlässigt. Erst durch die Gründung von Tabakpflanzer-Ortsvereinen und Landesverbänden wurde die Qualitätskontrolle verschärft, die Anbauflächen schrumpften wieder.

Die Anbaufläche im Bundesgebiet beträgt zur Zeit etwa 3400 ha mit einer durchschnittlichen Jahresernte von knapp 90 000 dz. Die einheimische Tabakerzeugung kann den Bedarf der Industrie nur ergänzen, zumal von der Gesamtproduktion nur etwa 10% für die Pfeifentabakherstellung Verwendung finden.

Angebaut werden zur Zeit drei Sorten, Virgin D, badischer Burley sowie der badische Geudertheimer, der vorwiegend als Zigarrengut und für schwarze Zigaretten Verwendung findet. Die deutschen Tabake sind wegen ihres geringen Nikotingehaltes als ausgleichende Sorten in Mischungen sehr geschätzt.

Wichtige wissenschaftliche Arbeit wird in der *Landesanstalt für Tabakbau und Tabakforschung von Baden-Württemberg* geleistet. Sie wurde 1927 als *Deutsches Tabakforschungsinstitut* in Forchheim bei Karlsruhe gegründet, 1970 aus der Verantwortung des Bundes entlassen und vom Land Baden-Württemberg übernommen.

Wenn wir mit dem Finger auf der Tabak-Weltkarte weiterwandern, erkennen wir vor allem im östlichen Mittelmeerraum Anbaugebiete der Orienttabake, die für die Pfeifentabakmischungen eine große Rolle spielen. Wichtigste Erzeugerländer sind Griechenland, die Türkei, Albanien, Jugoslawien, Bulgarien sowie Teile der südlichen Sowjetunion im Gebiet um das Schwarze Meer. Der weltweiten Nachfrage entsprechend werden in den genannten Ländern auch Virginiasorten angebaut.

Im Gegensatz zum Virginia und Burley, die in fast aller Welt angebaut werden können,

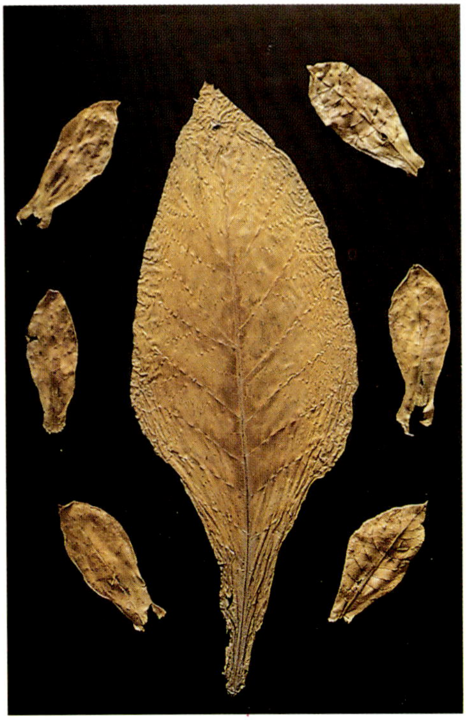

Mitte: Virginia, außen: Orienttabake

beschränkt sich der Anbau der Orienttabakpflanze auf die obengenannten Gebiete. Es ist im wesentlichen das Gebiet des alten Osmanischen Reiches, daher die alte Bezeichnung »türkischer Tabak«.

Eine Orientspezialität verdient besondere Erwähnung: der *Latakia.* Er ist ein Würztabak, der mit viel Rauchbildung über offenem Feuer getrocknet wird. Er erhält dadurch neben seinem Aroma die typisch rauchige Note. Die beste Qualität kommt aus Syrien, der Tabak ist wichtiger Bestandteil der klassischen englischen Mixturen.

In Indonesien wachsen, ebenso wie in Cuba, in erster Linie Rohtabake für die Zigarrenherstellung, trotzdem sollten Sie sich den Namen Lumadjang aus Java merken. Es handelt sich um einen milden aromatischen Rohtabak, der, früher häufig mit Portorico verschnitten, den typisch holländischen Rauchtabak ergab. Als ausgleichender Faktor wird der Lumadjang auch heute noch in leichten Mischungen verwendet.

Verschiedene Trocknungsmethoden

Lufttrocknung

Bei der natürlichen Lufttrocknung, etwa des Burleytabaks, beginnt die Arbeit im Trockenschuppen sofort nach dem ersten Erntetag. In modernen Betrieben wird der Tabak schon auf dem Erntewagen beziehungsweise auf der Erntemaschine automatisch eingefädelt. Das Aufhängen der Bandelieren in hohen, mehretagigen Trockenschuppen ist mühsam und nicht ungefährlich. Das in herkömmlichen Trockenschuppen reichlich verwendete Holz für Streben und Zwischenböden wirkt klimatisch ausgleichend, es nimmt Feuchtigkeit auf und gibt sie bei trockener Witterung wieder an das aufgehängte Blattgut ab. Dagegen sieht man heute, auch in deutschen Anbaugebieten, immer häufiger die flachen modernen Folienschuppen, bei denen die Folie jalousieartig hochgerollt werden kann.

Künstliche Trocknung

Eine Art der künstlichen Trocknung ist die Feuertrocknung (fire-curing). Sie wird beim amerikanischen Kentucky und beim Latakia angewandt.

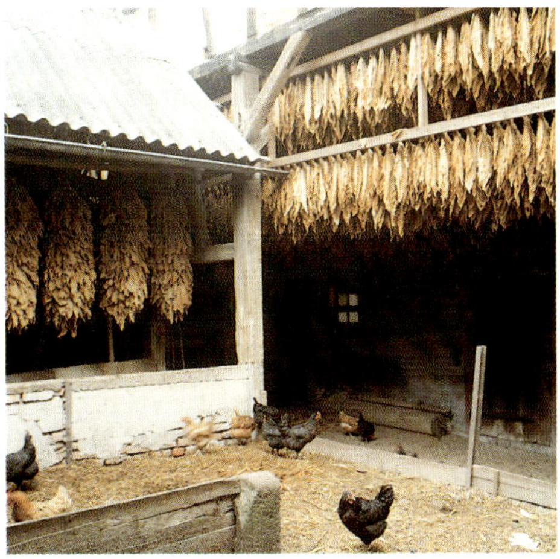

Lufttrocknung

Bei den anderen Schneidegutsorten ist die Röhrentrocknung (flue-curing) üblich.
Beim Besuch einer norddeutschen Plantage lernte ich das modernste Trocknungsverfahren, das »bulk-curing«, kennen. Es handelt sich um eine Weiterentwicklung der Röhrentrocknung. Der Hauptvorteil der Anlage besteht darin, daß die verhältnismäßig kleine Trockenkammer eine wesentlich einfachere Klimasteuerung ermöglicht als in den großen Flue-curing-Anlagen. Die vollelektronisch arbeitende Anlage ist nicht so arbeitsintensiv und somit rationeller.
Nach Beendigung der etwa einwöchigen Trokkenzeit ist das Blattgut sehr bruchempfindlich. Um es für die nachfolgende Sortierarbeit geschmeidig zu machen, wird es vor dem Ausräumen durch eine Sprühanlage befeuchtet. Anschließend wird nach Farben und Qualität sortiert, danach wird das Blattgut gebüschelt und gestapelt und kann vom Vertragspartner übernommen werden.
Neben dem Zeitgewinn wird, im Gegensatz zu der länger dauernden Lufttrocknung, der Zuckergehalt im Blatt bei der künstlichen Trocknung nicht so stark abgebaut; sie ist daher bei allen Virginiatypen die Regel.
Burley wird ebenso wie Zigarrengut luftgetrocknet. Deshalb ist Zigarrentabak herber im Geschmack. Beim Lufttrocknen wird der Blattzucker restlos abgebaut. Der Hauptstromrauch beim Verbrennen dieser Tabake reagiert daher alkalisch. Der sauer reagierende Rauch der künstlich getrockneten Tabake kommt dadurch zustande, daß beim Verbrennen des Blattzuckers organische Säuren entstehen.

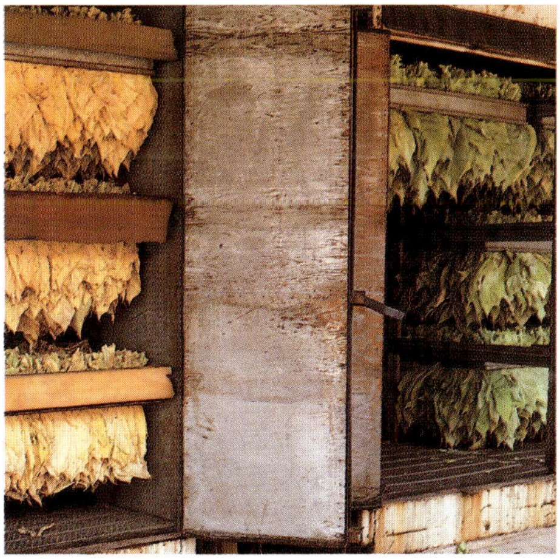

Moderne Trocknungsanlage (»bulk-curing«)

Fermentation

Ältere Leser erinnern sich vielleicht noch an die Nachkriegsjahre, in denen in manchen Kneipen selbstgepflanzter Tabak geraucht wurde. Der Geruch war für andere Gäste fast unerträglich, weil die Blätter schlecht oder gar nicht fermentiert, veredelt waren.
Die nachfolgend beschriebene wichtige Reifungsphase ist ein kontrollierter Gärungsprozeß, der zum Abbau unerwünschter Stoffe, zum Beispiel Eiweiß, führt. Die Fermentation dient außerdem der Verminderung des Nikotingehaltes und fördert die Aromabildung.
Bei der **natürlichen Fermentation** (vorwiegend bei alkalischen Tabaken) werden die Büschel, so wie sie die Pflanzer abliefern, zu rechteckigen Stapeln zusammengesetzt. Die bald einsetzende Erwärmung muß täglich mit Rohrthermometern kontrolliert werden. Um ein gleichmäßiges Resultat zu erzielen, wird der Tabak während des Prozesses mehrfach umgesetzt. Das Verfahren dauert Monate.
Die **Kammerfermentation** hat sich vielerorts durchgesetzt, weil durch Regelung der Faktoren, die den Gärungsprozeß beeinflussen, die Fermentation auf zwei bis vier Wochen abgekürzt werden kann.
Die sogenannte **Maschinenfermentation,** das Redryingverfahren, ist im Gegensatz zur natürlichen Fermentation mehr eine Konditionierung (Haltbarmachung) und Farbfixierung der Blätter. Hierbei läuft der Tabak auf einem Band durch einen 30–80 m langen tunnelartigen Maschinenkanal. Er wird zunächst auf 100°C erhitzt, wobei er unerwünschte Stoffe verliert. Nachdem der Tabak eine Kühlzone durchlaufen hat, wird er zum Schluß mit Dampf angefeuchtet, damit er für die Weiterbehandlung geschmeidig bleibt. Im Gegensatz zur Naturfermentation dauert das Redryingverfahren, abhängig von der Länge der Maschine, nur etwa

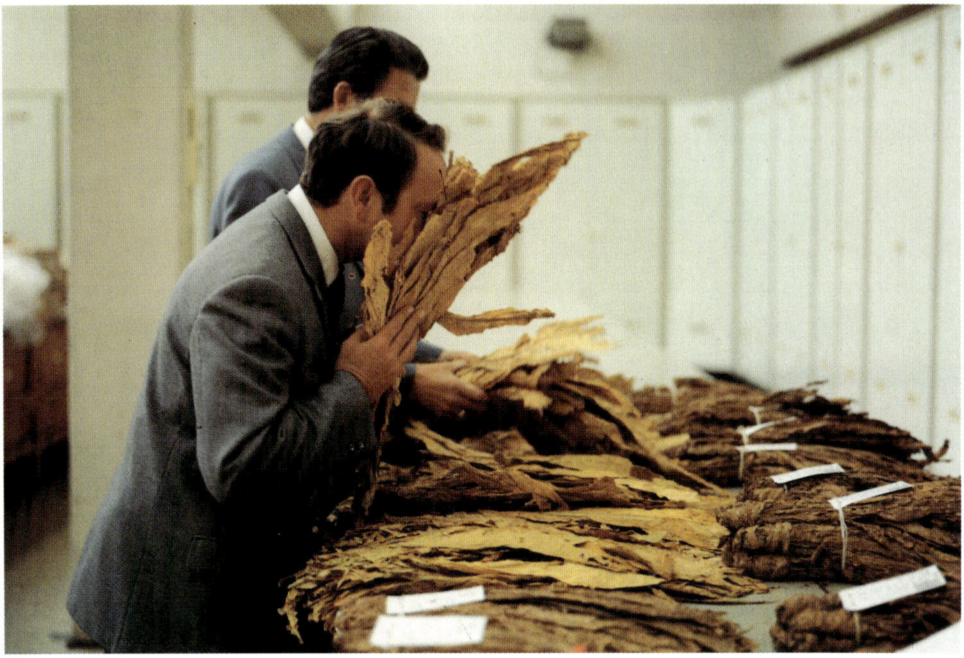

Tabakeinkäufer beim Prüfen der Rohtabake

eine Stunde. Schneideguttabake werden heute fast nur noch nach dieser Methode behandelt. In den USA wird die Fermentation häufig von den sogenannten »Packern« besorgt. Es sind selbständige Unternehmer, die auch den Verkauf übernehmen. Auf den amerikanischen Tabakversteigerungen geht es für europäische Begriffe lustig zu. Der Auktionator, »Singer« genannt, preist seine Partien in einem außerordentlich schnellen, monotonen Gesang an. An der Bremer Tabakbörse ist die Atmosphäre nach den abgegebenen Geboten, der sogenannten Einschreibung, zwar ruhiger, aber nicht weniger angespannt.
Exportiert wird der Tabak erst nach einer längeren Lagerzeit. Während große Firmen ihre Einkäufer in die Erzeugerländer schicken, ordern kleinere Hersteller ihren Bedarf bei Rohtabakmaklern im Freihafen von Hamburg oder Bremen. Anders verläuft der Verkauf des Inlandrohtabaks. Hier schließen die Hersteller meist langjährige Verträge mit den Pflanzern ab. Nach der Übernahme am Verwiegeort unter Zollkontrolle wird der Tabak von den Herstellern in eigener Regie fermentiert.

Weiterverarbeitung

Die verschiedenen Tabaksorten sind schon an ihren Verpackungen zu erkennen. So wird der Orienttabak grundsätzlich in Juteballen vernäht, während Tabak aus den USA in großen Fässern verschifft wird. Javaballen werden mit Rotangmatten verpackt. Bevor die Rohtabake den Freihafen verlassen, verlangt der Staat seinen Obolus in Form des Einfuhrzolls.
Zu Beginn der zahlreichen Arbeitsgänge werden die Mischungen zusammengestellt. Aus den Rohtabakbeständen werden die Sorten partieweise abgewogen. Nachdem die Mischungseinheit gemäß Rezept zusammengestellt ist, wird der Tabak in großen Vakuumkesseln gedämpft, um die Blätter geschmeidig zu machen. Das Lösen des Blattgutes, das Entrippen usw. geschieht maschinell. (Ich habe manchen Betrieb besichtigt, aber das Zusammenstellen von Mischungen, die aus 20–30 Sorten bestehen können, nie miterlebt. Die Rezepte sind wohlgehütete Betriebsgeheimnisse.) Eine Vielzahl der Sorten ist erforderlich, um über Jahre hin-

weg die Qualität zu halten. Rezeptänderungen, die auf Grund unterschiedlicher Ernteergebnisse durchgeführt werden müssen, wären bei Mischungen aus wenigen Sorten nicht möglich. Die Soßen werden ausschließlich aus natürlichen Stoffen wie Fruchtauszügen, Rum, Lakritzen, Ahornsirup, Kakao, Zucker und anderen Zutaten gekocht.
Auch naturbelassene Tabake werden vor dem Schneiden mit Wasserdampf befeuchtet, um die erforderliche Geschmeidigkeit zu erhalten. Pfeifentabak wird in verschiedenen Breiten geschnitten. In der Praxis sind folgende Schnittbreiten üblich: Feinschnitt: 0,3–0,65 mm; Shag-Mixture: 1 mm (in Deutschland laut Tabaksteuergesetz noch als Feinschnitt zu versteuern); Krüllschnitt: 1,5–2,25 mm; Mittelschnitt: 2,25–3,5 mm; Grobschnitt: über 3,5 mm.
Nach dem Schneiden gelangt der Tabak zur Röstanlage, wo ihm die überschüssige Feuchtigkeit entzogen wird. Ein zusätzliches Aroma, das Top-Flavour, erhält der Tabak gegebenenfalls nach dem Rösten. Während die Soßierung die Mischung geschmacklich beeinflußt, sind die Aromastoffe des Top-Flavour für den Duft verantwortlich; das bedeutet, daß Sie den Tabak nach dem Duft aus der Dose geschmacklich nicht beurteilen können. Den Duft genießen in erster Linie die »Passivraucher«.

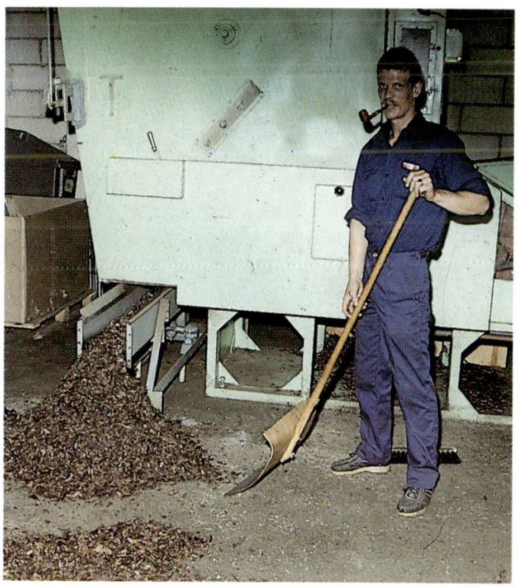

Die Rippen kommen aus der Entrippungsanlage

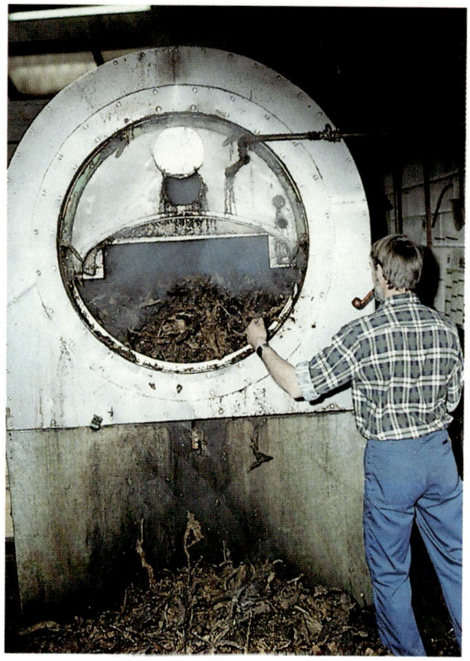

Dämpfanlage

Anschließend wandert der Tabak über Kühlanlagen ins Schnittlager, wo er bei gleichbleibendem Klima mindestens 24 Stunden lagert. An den großen Verpackungsmaschinen geschieht das portionsweise Abwiegen auch heute noch durchweg von Hand.

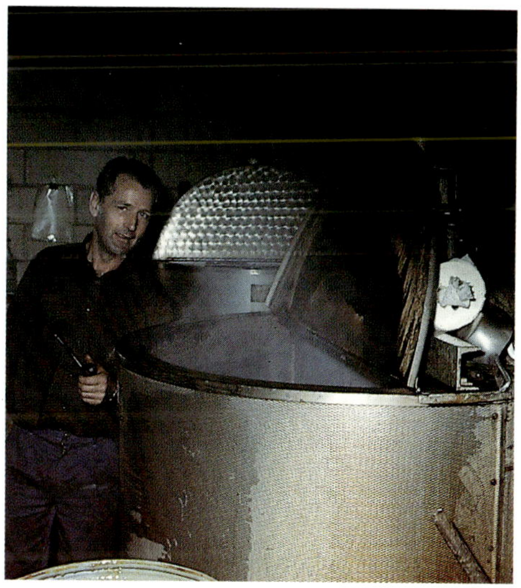

Soßenkessel

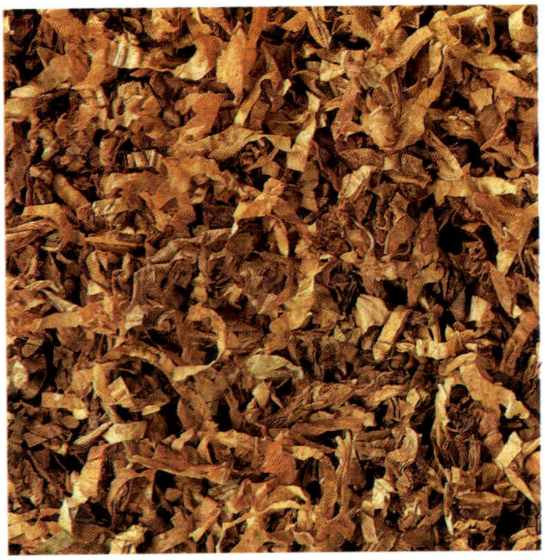

Grobschnitt-Tabak (über 5 mm breit)

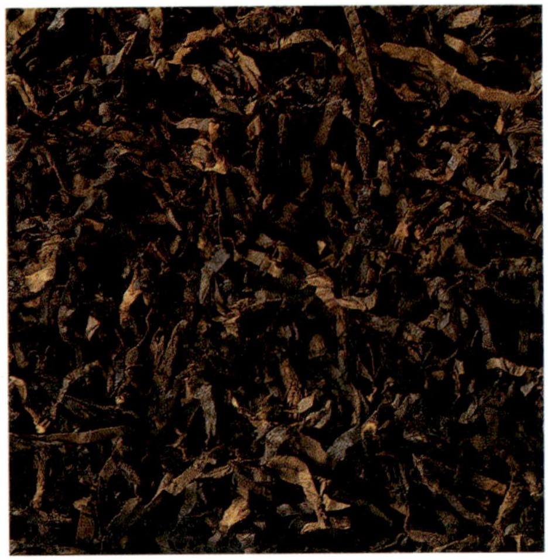

Würztabak (für Selbstmischer)

Spezialitäten

Crimp-Cut ist die Bezeichnung für einen kurzgeschnittenen Pfeifentabak, bei dem durch spezielle Trocknung nach dem Schneiden eine Kräuselung entsteht. Vor dem Schnitt wird kurz gepreßt. Er ist problemlos im Abbrand, läßt sich bequemer stopfen als die langfaserigen Krüllschnitte und ist daher für Anfänger bestens geeignet.

Preßtabake werden, neben den oben beschriebenen Schnittabaken, weltweit in vielen Variationen geliefert. Von der Produktionsweise her unterscheiden sich die beiden Arten in wesentlichen Punkten: Nach dem Mischen und Befeuchten im Vakuumkessel werden die Blätter des Preßtabaks unter hohem Druck zu einem Tabakkuchen zusammengepreßt. Die eventuelle Soßierung erfolgt vorher. Während einer anschließenden Lagerfrist kann sich das Aroma des Tabaks voll entfalten. Aus dem sogenannten Tabakkuchen werden Riegel und schließlich dünne Scheiben geschnitten, ehe die Verpakkung in Dosen erfolgt. So kommen diese Tabake dann in den Handel.

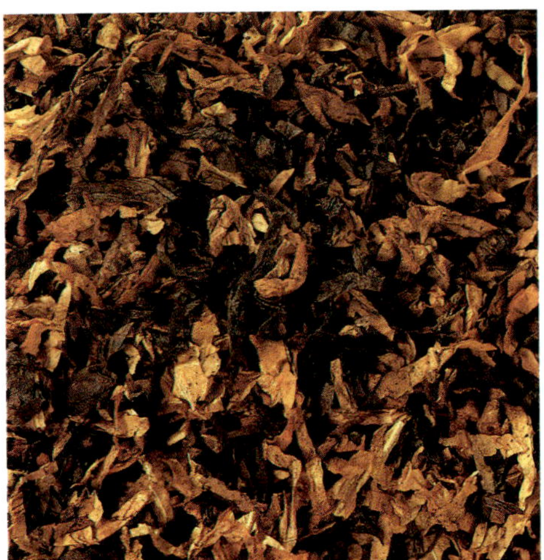

Black Cavendish, mit hellem Virginia gemischt

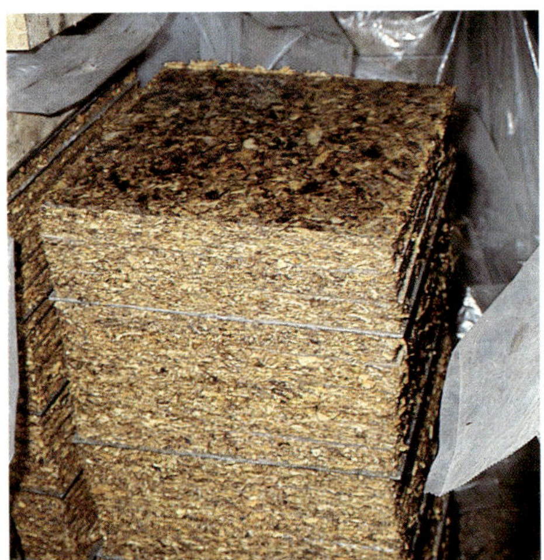

Flake Cut nach der Pressung

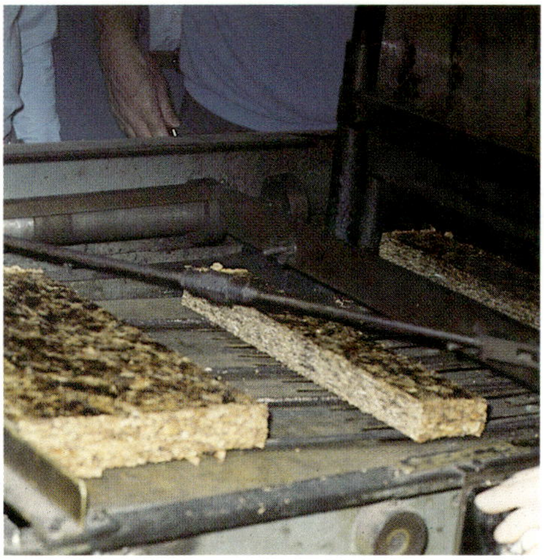

Geriegelter Preßtabak

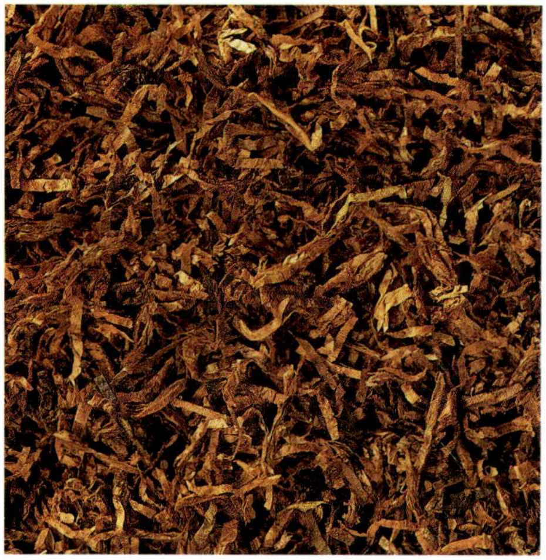

Kurz geschnittener Krüllschnitt (Crimp-Cut)

Das Resultat ist der bei Kennern beliebte *Flake-Cut.* Plug-Cut (oder Plug-Sliced) und Navy-Cuts sind Preßtabake, deren Herstellung sich von der oben beschriebenen Methode nicht wesentlich unterscheidet. Die Scheiben (flakes) müssen vom Raucher vor dem Einfüllen in die Pfeife aufgelockert werden. Flake-Cuts werden in verschiedenen Geschmacksrichtungen angeboten, so sind die englischen Sorten zum größten Teil natürlich-mild, die nordirischen durch die Bank nicht leicht und stark aromatisiert, während die Dänen mehr milde Preßtabake von dezenter Süße anbieten. Wenn ich in Verbindung mit Flake-Cuts die Bezeichnung mild gebrauche, ist das relativ zu verstehen. Die genannten Spezialitäten halte ich für Anfänger weniger geeignet.

Ready-rubbed nimmt dem Raucher das Zerreiben ab. Hier wird ein nach dem oben geschilderten Verfahren hergestellter Tabakkuchen nur einmal geschnitten. Die Scheiben werden anschließend in einer Wirbeltrommel zu pfeifengerechten Flakes zerlegt.

Cavendish ist besonders Anfängern und Leichtrauchern wegen seines milden und kühlen Rauchs zu empfehlen. Bei dem wie beschrie-

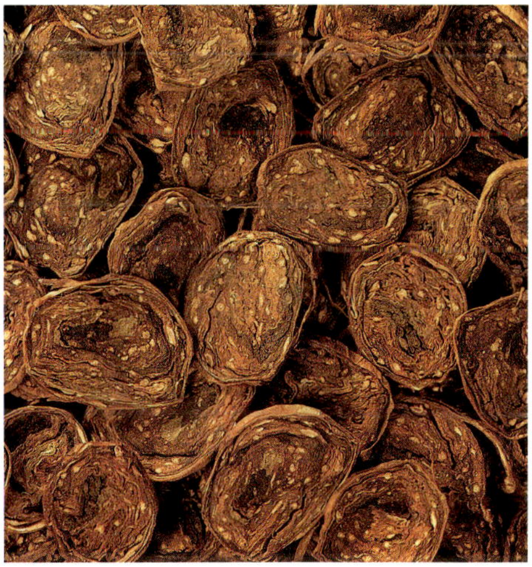

Curly-Cut

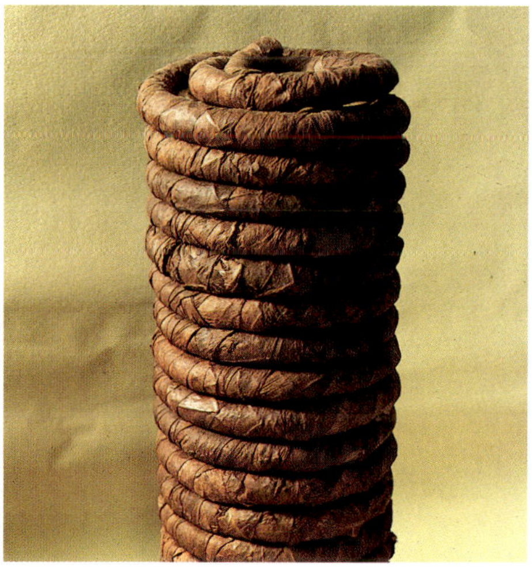

Strangtabak

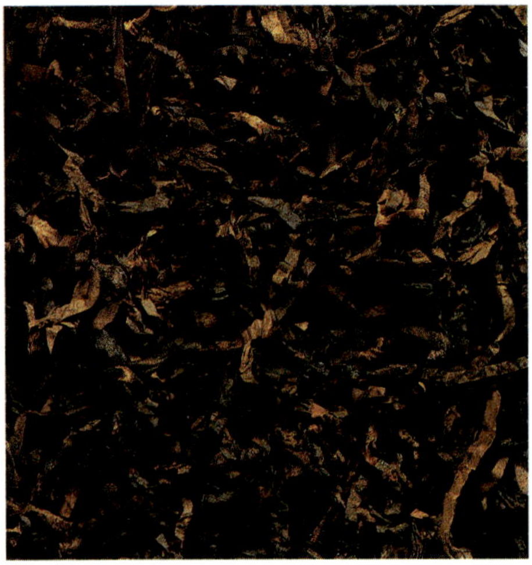

Black Cavendish

ben verarbeiteten Preßtabak wird während einer mehrwöchigen Lagerung durch entsprechende Klimaführung eine zweite Fermentation ausgelöst. Im Cavendish-Verfahren hergestellte Tabake werden in der Regel als Ready-rubbed weiterverarbeitet.

Black Cavendish – die »weiche Welle in Schwarz« – wurde Mitte der 70er Jahre erstmals von einem holländischen Lieferanten auf dem deutschen Markt eingeführt. Nach einem schwierigen Start erfreut er sich heute besonders bei Filterpfeifenrauchern großer Beliebtheit. Er ist sehr dunkel, aber mild, und im allgemeinen recht süß. Nach dem Mischen und Soßen wird er unter hohem Druck gepreßt. Durch eine intensive zweite Fermentation bei hohen Wärmegraden nehmen die Blätter die dunkle Farbe an.

Granulate – gekörnter Tabak – wird zunächst wie der Preßtabak verarbeitet und in Flakes geschnitten. Durch einen weiteren Schneidevorgang, den Cross-Cut, entsteht dann die typische Körnung.

Strangtabak (Rollentabak) hat heute praktisch keine Bedeutung mehr, ist aber noch nicht ganz vom Markt verschwunden. Die gemischten und entrippten Tabakblatthälften werden zu einem Endlosstrang gesponnen und anschließend in zirka 20 cm lange Stücke geschnitten. Hiervon schneidet sich der Raucher seine Portion ab. Ursprünglich war der Strangtabak die gebräuchliche Handelsform in Deutschland.

Curly-Cut ist die Bezeichnung für in Scheiben geschnittenen, meist dünneren Strangtabak. Während des Spinnvorgangs wird den Blättern tropfenweise Olivenöl zugesetzt, wodurch der Tabak den charakteristischen Geschmack erhält. Curly-Cuts (oder Twists) sind eine englische Spezialität und gelten bei Kennern als Delikatesse. Jedes Scheibchen enthält die volle Mischung. Der Tabak wird am vorteilhaftesten aus schlanken hohen Pfeifen geraucht. Im unteren Bereich des Tabakraumes sollten einige Scheiben aufgelockert eingefüllt werden, dann legt man ohne großen Druck Scheibe auf Scheibe übereinander. Zur besseren Glimmfähigkeit beim Anzünden wird der Tabak im oberen Bereich wieder aufgelockert. Curly-Cuts sind im allgemeinen keine »leichte Kost«.

Süß oder herb

In allen Abstufungen und Variationen werden heute weit über 1500 Sorten Pfeifentabak angeboten. Obwohl der deutsche Tabakmarkt von einer Sortenvielfalt geprägt wird, die kaum mehr überschaubar ist, brauchen Sie als Verbraucher nicht zu verzweifeln. Im guten Tabakhandel wächst die Qualität der Beratung proportional mit der größer werdenden Auswahl. Man wird Ihnen erklären, daß es neben der Differenzierung nach Schnittbreiten bei Tabak auch eine geschmackliche Unterteilung gibt. Man unterscheidet vier Grundtypen: die holländische, englische, amerikanische und dänische Richtung. Beim Tabak ist es allerdings ähnlich wie bei den Pfeifen; so wie hier aus den klassischen Formen tausendfach Varianten entwickelt wurden, gibt es zwischen den einzelnen Tabakmischungen vielfach keine klare Abgrenzung mehr.

Nach meinen Beobachtungen in den letzten Jahren wird in modernen Betrieben so verfahren, daß man vier bis sechs Basismischungen herstellt, aus denen in einem letzten Arbeitsgang nach Bedarf das Endprodukt gemixt wird. Man hat zum Beispiel eine Latakiamischung, eine Burleygrundmischung, einen Orient-Virginia-

Typ, einen Cavendish (readdy rubbed) und einen Black Cavendish »auf Halde«, aus denen in vielen Nuancen je nach Rezept die Marken entstehen, die Sie in den Regalen des Fachhändlers sehen. Man mischt, was den Verbrauchern zusagt, und was sich am Markt durchgesetzt hat, wird weltweit angeboten. Ob Sie ein Geschäft in Kopenhagen, Hamburg oder Kapstadt aufsuchen, Sie werden überall auf der Welt – wenn auch nicht gerade »Ihre Marke« – eine Mischung nach Ihrem Geschmack finden.

Obwohl sich die Grenzen der vier Grundtypen etwas verwischt haben, will ich sie nachfolgend kurz beschreiben:

Englische Tabake müssen wir noch einmal unterteilen in *Mixtures* und *Flake-Cuts*. Die klassischen englischen Mixtures basieren auf einer Mischung verschiedener Orientdistrikte und heller Virginias; sie sind langfaserig und erhalten kein Flavouring. Durch die Beigabe von Latakiawürztabak, der als schwarzer Kontrast zu den hellen Basistabaken das interessante Erscheinungsbild ergibt, erhalten sie den herbrauchigen Geschmack. Englische Mixtures sind bei Kennern und Feinschmeckern sehr beliebt; ihr herber Duft täuscht – sie sind häufig leichter und bekömmlicher als der Nichteingeweihte glaubt.

Flake-Cuts, die zweite Gruppe der englischen Spezialitäten, sind Preßtabake, vorwiegend amerikanischer Herkunft. Sie sind nicht immer leicht, aber im Duft und Geschmack etwas lieblicher als die oben beschriebenen Mixtures.

Amerikanische Mischungen werden meist granuliert angeboten und sind im Gegensatz zu englischen Produkten sehr süß. Sie basieren auf Burley und hellen Virginiasorten. Amerikanische Originalimporte sind auf dem deutschen Markt selten, weil ihre Soßen Zusätze, wie zum Beispiel das giftige Cumarin, enthalten, die mit unserem Lebensmittelgesetz kollidieren. Beliebte Marken werden darum in Deutschland in Lizenz ohne diese Zusätze hergestellt.

Holländische Tabake werden nach alter Tradition auf Javabasis gemischt und mit verschiedenen US-Provenienzen, zum Beispiel Portorico und Maryland, abgerundet. Diese meist ungesoßten Mischungen entsprechen im Geschmack etwa den in Deutschland von 1900 bis 1950 hergestellten Krüllschnitten, die sich gut für lange Pfeifen eignen. Ihr Marktanteil geht ständig zurück. Neben diesem »Alt-Herren«-Tabak haben die Holländer etwa seit 1950 einen Mischungstyp entwickelt, der wegen seines fruchtig-milden Aromas viele Anhänger gefunden hat.

Dänische Tabake haben innerhalb weniger Jahrzehnte Weltruf erlangt. Infolge der hohen Zigarettenpreise in Dänemark sind unsere nördlichen Nachbarn zum Pfeifenrauchervolk schlechthin geworden. Ihre Schnitt-Tabake ähneln geschmacklich den holländischen Sorten der neuen Tabakgeneration. Auch in der Herstellung von Spezialitäten, wie Flakes, Cavendishes und Curly-Cuts, haben sie anderen den Rang abgelaufen.

Pflege des Tabaks

Vom Samenkorn bis zur verkaufsbereiten Pakkung haben sich viele Fachleute darum bemüht, Ihnen ein Produkt von optimaler Qualität zu liefern. Um den vollen Genuß zu haben, sollten Sie mit dem Tabak, wenn Sie die Packung angebrochen haben, genauso sorgfältig umgehen wie mit Ihren Pfeifen. Bei normalem Verbrauch ergeben sich keine Probleme, auch eine geöffnete Packung ist zwei Wochen haltbar. Bei Wechselrauchern, die nur sporadisch zur Pfeife greifen, ist die Anschaffung eines kleinen Frischhalters, der in jede Packung paßt, empfehlenswert.

Durch jahrelange Aufklärungsarbeit haben Handel und Industrie das Image des Pfeifenrauchens verbessert und zur Verbreitung eines kultivierten Rauchgenusses beigetragen.

Es ist zu begrüßen, daß die einschlägigen Wirtschaftsverbände zur Koordinierung dieser Arbeit das *Deutsche Tabakforum* in Bonn-Bad Godesberg gegründet haben. Es dient der allgemeinen Förderung des Pfeifenrauchens und als Informationszentrum für jedermann, insbesondere für die Medien. Auf internationaler Ebene verfolgt die *Académie internationale de la pipe* ähnliche Ziele.

Die Pfeife als Steckenpferd

Die folgenden Abschnitte sind vorwiegend für jene Leser gedacht, die neben dem gepflegten Rauchgenuß das Sammeln sowie den Umgang mit alten und neuen Tabakutensilien als Hobby betreiben wollen.

Pfeifenpraktikus – Die Behebung leichter Mängel

Die Verrichtungen, die ich im folgenden beschreibe, kann man im fachmännischen Sinne noch nicht als Reparaturarbeiten einstufen, sie gehen aber über die eigentliche Pfeifenpflege hinaus. Mangelnde Pflege ist zwar oft die Ursache der Mängel, aber auch durch Unwissenheit und langjährigen Gebrauch können Schäden entstehen, die Sie, wenigstens zum Teil, selbst beheben können.

Pfeifenkosmetik

Neben den üblichen Pflegemitteln benötigen Sie als zünftiger Pfeifenamateur noch folgende Dinge: 1 Fläschchen Wasserglas, 1 Packung Schamottemehl, je 1 Packung Graphit und Holzkohlepulver, 1 Stück Bienenwachs, 1 Fläschchen Leinölfirnis, 1 Bogen feinstes Schleifpapier und 1 Tütchen Bimsmehl. Schamottemehl erhalten Sie dort, wo es Öfen gibt, die anderen Dinge bekommen Sie in der Drogerie beziehungsweise im Werkzeughandel. Und jetzt die Anwendungen:
Wenn die Pfeife zu hastig eingeraucht wurde und sich an der Innenwand des Tabakraumes eine Einbuchtung gebildet hat, rühren Sie je 1 Teil Graphit, Holzkohlepulver und Schamottemehl in Wasserglas zu einem sämigen Brei und streichen die Mulde damit aus. Bei größeren Löchern muß der Vorgang nach dem Trocknen mindestens einmal wiederholt werden. Selbstverständlich reinigen Sie den Tabakraum vorher gründlich. Nach einem Ruhetag muß die

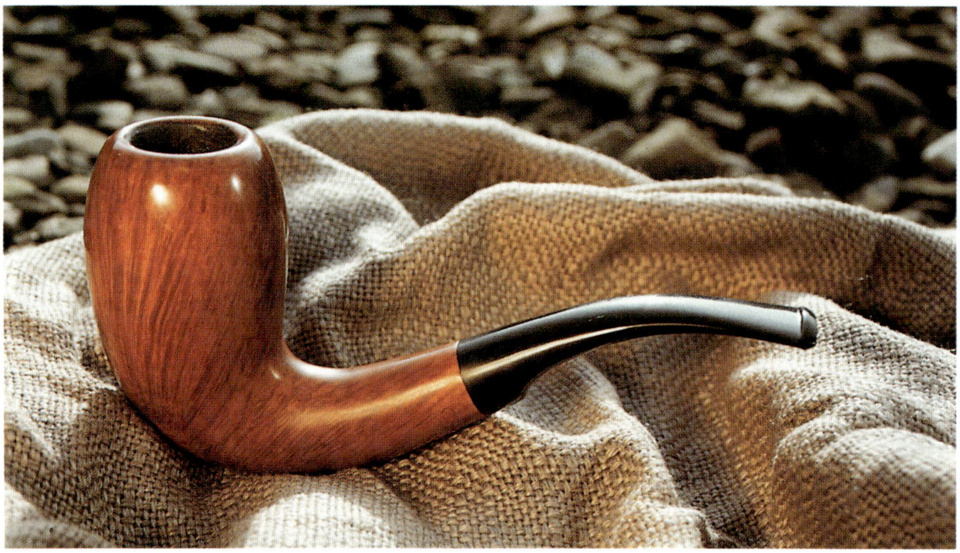

Otto-Pollner-Pfeife

Pfeife neu eingeraucht werden. Sie können diesen Brei auch als Einrauchpaste verwenden. Er ist gut eine Woche haltbar.
Gelb gewordene Mundstücke lassen sich mit der Pfeifenpolierpaste nicht wieder in Ordnung bringen. Zunächst muß die Oberfläche mit einer Rasierklinge abgezogen werden. Feinstes Schleifpapier und Bimsmehl mit etwas Öl auf einem Lappen besorgen den Rest. Das Mundstück ist wieder schwarz und braucht dann nur noch mit den bekannten Poliermitteln auf Hochglanz gebracht zu werden, am besten natürlich wieder mit der Polierscheibe.
Der Rand des Kopfes sollte laufend gepflegt werden, damit sich gar nicht erst eine Rußschicht bilden kann. Ist sie aber einmal vorhanden, wird zunächst mit einer nicht zu scharfen Linealkante geschabt, anschließend fein geschliffen und mit Bruyèrepaste gewachst.
Wenn eine Pfeife durch Überforderung oder falsche Rauchgewohnheiten versottet ist, sollte sie für einige Wochen aus dem Verkehr gezogen werden. Die Ruhepause allein hilft nicht, die Pfeife muß ferner »trockengelegt« werden. Dazu füllen Sie nach gründlicher Räumung und Reinigung den Pfeifenkopf zur Hälfte mit reinem Alkohol. Die Pfeife sollte zirka eine halbe Stunde in leichter Schrägstellung, damit kein Alkohol aus dem Holm laufen kann, auf einem flachen Pfeifenständer stehen. Die im Holz verbliebenen Kondensate werden durch den Alkohol gelöst und herausgezogen. Nach dem Ausgießen der inzwischen braun gefärbten Flüssigkeit wird mit Papierpfropf und Pfeifenreinigern gründlich trockengeputzt. Danach wird der Pfeifenkopf mit Talkum gefüllt; es zieht Feuchtigkeit an und schafft über Nacht trockene Verhältnisse in Ihrem Pfeifenkopf. Anstatt Talkum können Sie auch Silicagel verwenden, es ist im Fachhandel unter der Bezeichnung Denicool erhältlich.

Lösung des Bohrlochproblems

Beim Pfeifenkauf achten Sie sicher darauf, daß der Rauchkanal genau an der Bodenebene des Tabakraumes endet. Vielleicht haben Sie aber ein besonders schön gemasertes Stück als Geschenk erhalten, in dem die Bohrung zu hoch liegt – ein Umtausch kommt nicht in Frage, weil Ihnen die Pfeife gefällt. Die einfachste Lösung wäre die Verwendung von Pfeifensteinen (zum Beispiel Phyldpads). Wenn Sie das nicht befriedigt, können Sie auch anders leicht Abhilfe schaffen. (Die Arbeit sollte vor dem Einrauchen geschehen, andernfalls muß der Boden in der oben beschriebenen Weise trockengelegt werden.) Mit der gleichen Paste, die Sie zur Reparatur der Innenwand angerührt haben, füllen Sie den Pfeifenkopf bis zur Höhe des Zugloches auf. Vorher schieben Sie einen dicken Pfeifenputzer in den Rauchkanal, um ein Verstopfen zu verhindern. Bei großen Höhendifferenzen sollte das Ausfüllen in zwei Phasen erfolgen, um Rißbildungen in der getrockneten Paste zu vermeiden. Solange sie noch knetbar ist, kann man den Boden mit dem Finger gut ausformen. Mit dem Einrauchen sollten Sie sich danach 24 Stunden Zeit lassen.

Locker sitzende Mundstücke

Sie kommen nicht von ungefähr. Entweder hat die Pfeife kalt gelegen, oder sie wurde zu heiß geraucht. In beiden Fällen ist es zu einer Schrumpfung des Mundstückzapfens gekommen, jedoch ohne Materialeinbuße. Infolgedessen kann man durch einen kleinen Trick den ursprünglichen Durchmesser wiederherstellen. Im ersten Fall genügt es in der Regel, wenn Sie die Pfeife 24 Stunden an einen warmen Platz, zum Beispiel in die Nähe der Heizung, legen. Dabei muß das Mundstück aus dem Holm gezogen werden. Wenn sich allerdings wegen zu hoher Temperaturen beim Rauchen der Zapfen beim Abkühlen zusammenzieht, muß man ihn durch Erwärmen wieder in den Urzustand bringen. Praktisch verfährt man folgendermaßen: Sie schwenken und drehen das Mundstück in angemessener Entfernung über einer Kerze oder kleinen Gasflamme, bis der Zapfen weich wird. Wenn Sie festgestellt haben, daß er paßt, wobei er nur wenige Millimeter in das Holmloch geschoben werden darf, fixieren Sie den Zustand durch Abschrecken unter einem kalten Wasserstrahl. Sollte der Zapfensitz anschlie-

ßend nicht voll befriedigen, muß der Vorgang wiederholt werden. Bei eingetrocknetem Holz oder abgenutztem Zapfen hilft die Methode nicht, hier muß das ganze Mundstück erneuert werden.
Wenn bei noch warmer Pfeife irrtümlich die Spitze zu früh entfernt wird und der Zapfen durch Ausdehnung später zu stramm sitzt, hilft manchmal ein wenig Graphit. Wenn Sie trotzdem zuviel Widerstand verspüren, bitte keine Gewalt anwenden, dann hilft nur die oben beschriebene Erwärmung des Zapfens und vorsichtige Montage. Keinesfalls sollten Sie zu stramm sitzende Mundstücke mit Feile oder Schleifpapier bearbeiten; wenn Sie Material abtragen, sind die beschriebenen Methoden nicht mehr anwendbar. Besondere Vorsicht ist bei den dünnwandigen Zapfen der Filterspitzen geboten. Eigenhilfe wäre bei Hartgummi möglich, ich rate aber dringed, bei lose sitzenden Mundstücken mit 9-mm-Bohrung einen Fachmann aufzusuchen.
Immer mehr Hersteller gehen dazu über, die Verbindungsstücke bei Filterpfeifen aus Teflon zu fertigen. Dieses Material ist zwar außerordentlich bruchfest, läßt sich aber nicht wie Hartgummi durch Erwärmung anpassen. Weil Sie nicht ohne weiteres Teflon von Hartgummi unterscheiden können, kann beim Erwärmen leicht ein Mißgeschick passieren, denn verformte Teflonzapfen sind irreparabel.

Vergrößern des Rauchkanals

Das Vergrößern des Rauchkanals am Bißende führt bei unsachgemäßer Arbeit meist zum Bruch des Mundstückes. Wenn ein Fachmann in Ihrer Nähe wohnt, vertrauen Sie Ihre Pfeife lieber ihm an. Wenn Sie's selber machen wollen, verfahren Sie wie folgt: Klopfen Sie einen Eisendraht an einem Ende so weit platt, daß er gut in den Schlitz des Fischschwanzmundstückes paßt. Anschließend wird die Spitze durch Erhitzen weich gemacht, mit dem platten Ende des Drahtes können Sie jetzt das Ende des Zugkanals durch vorsichtiges Hebeln aufweiten. Sofort danach wird unter kaltem Wasser abgeschreckt, damit die erreichte Locherweiterung stehenbleibt. In leichteren Fällen genügt es, nach dem Weichmachen der Spitze einen dicken Pfeifenputzer durch den Zugkanal zu schieben, um ihn auf die gewünschte Weite zu bringen.
Grund für diese »Operationen« sind meist Ärgernisse beim Reinigen. Es gibt bei billigen Pfeifen so enge Schlitze, daß man stärkere Pfeifenputzer nicht durchziehen kann. Bei Gewaltanwendung kann der Putzer reißen, und das Ende bleibt im Rauchkanal stecken. Auch dieses Übel können Sie mit einem Draht beheben, der durch den Rauchkanal passen muß. Wie oben beschrieben, wird das Mundstück weich gemacht, danach können Sie ohne große Mühe den Rest des Putzers oder auch verklemmte Fil-

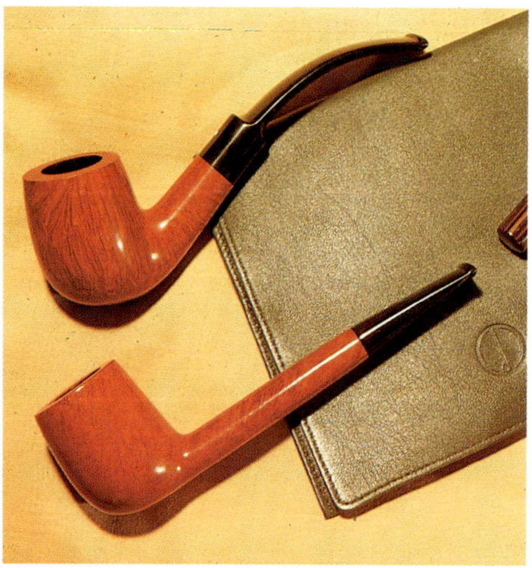

Alfred-Dunhill-Pfeifen

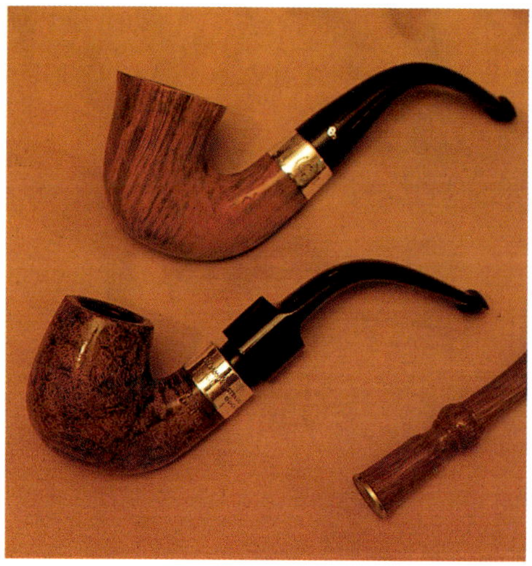

Peterson-Pfeifen

ter herausdrücken. Wenn Sie den Draht dazu in den Schraubstock spannen und die Spitze mit dem zu entfernenden Fremdkörper dagegendrücken, erleichtern Sie sich die Arbeit. Schwieriger ist die Sache beim Lippenbiß; ich rate in solchen Fällen dringend von der Selbsthilfe ab. Auch bei Holmrissen können Sie sich unter Umständen selbst helfen, wenn Sie ein Fachgeschäft in der Nähe haben, wo Pfeifenringe geführt werden. Die Ringe sind leicht konisch, so daß Sie das Holmende unter Umständen vor dem Aufsetzen behutsam anfeilen müssen. Nachdem Sie den Riß geleimt haben, wird der Ring unter Zugabe von etwas »Uhu hart« stramm aufgesetzt.

Pfeifenreparaturen

Solche Reparaturen sollten Sie Fachwerkstätten überlassen. Jedes gute Fachgeschäft hat heute Verbindungen zu Spezialisten, die über entsprechende Maschinen und Sachkenntnisse verfügen. Bei Pfeifen gibt es keine austauschbaren Ersatzteile. Mundstücke müssen aus Rohlingen angepaßt werden, das erfordert zahlreiche Arbeitsgänge, die nicht in zehn Minuten auszuführen sind. Daraus ergeben sich Reparaturkosten, die bei billigen Pfeifen oft nicht vertretbar sind. In vielen Fällen ist die Anschaffung einer neuen Pfeife daher sinnvoller.

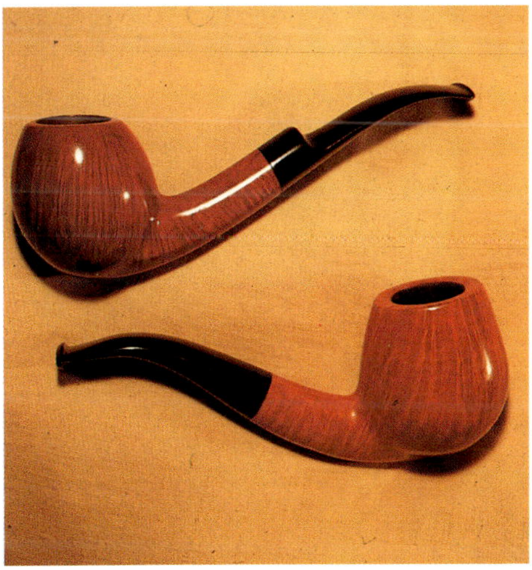

Karl-Heinz-Joura-Pfeifen

Durch pflegliche Behandlung und Schutz vor Sonneneinstrahlung lassen sich manche Kosten vermeiden. Denken Sie aber bei entstandenen Schäden daran, daß nach mißglückter Eigenhilfe fast immer wesentlich höhere Reparaturkosten entstehen, als wenn Sie sofort einen Fachmann mit der Reparatur beauftragt hätten.

Sammeln mit System

Gesammelt wird heute (fast) alles, Briefmarken, Zigarrenringe, Zündholzschachteln, Bügeleisen, Zinn- und Silbersachen und, nicht erst in unserer Zeit, Pfeifen und Rauchergeräte. Es existieren Privatsammlungen, deren Bestand sich zum Teil durchaus mit Museen vergleichen läßt. Bei nicht wenigen Rauchern beginnt die Sammelleidenschaft bereits bei den Pfeifen, die für den täglichen Gebrauch angeschafft werden. Wer eine Sammlung zeitgemäßer Pfeifen aufbauen will, sollte so früh wie möglich damit beginnen, die einzelnen Stücke mit Bedacht auszuwählen. Wenn Sie die bekannten klassischen Modelle beisammen haben, folgen gewöhnliche Freehands und Unikate bekannter Pfeifenmacher, die in guten Fachgeschäften reichlich angeboten werden. Irgendwann sollten Sie den Mut haben, neben den Bruyèrepfeifen nach

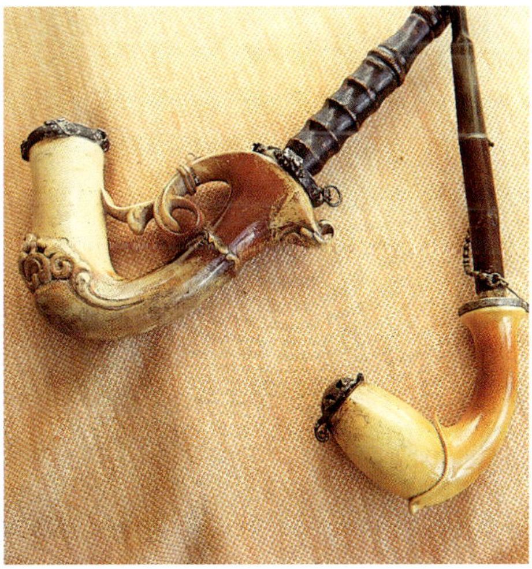

Meerschaumpfeifen, um 1900

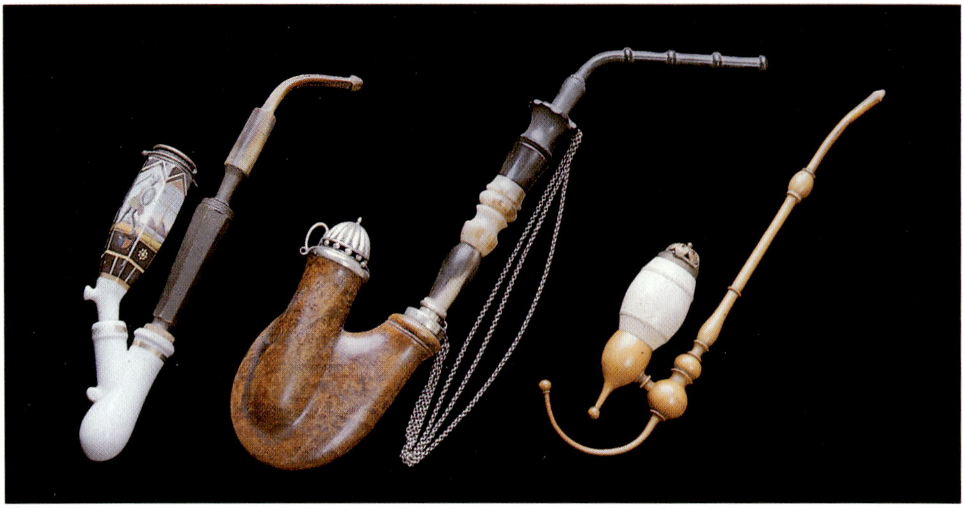

Gesteckpfeifen, besonders interessante Exemplare

Exemplaren aus anderem Material Ausschau zu halten. Wer unterwegs die Augen offenhält, kann sicher für wenig Geld hübsche Tonpfeifen erwerben. Selbstverständlich sollten die preiswerten Weichselholz- und Maiskolbenpfeifen in keiner Sammlung fehlen. Noch gibt es in vielen Läden die oft geschmähten Gesteckpfeifen. Sie werden sie kaum rauchen wollen; wegen der dekorativen Wirkung rate ich trotzdem dazu, sich einige Stücke verschiedener Längen anzuschaffen. In zehn Jahren haben sie unter Umständen schon einen höheren Sammlerwert. Als Krönung der Sammlung wird auch bei Ihnen irgendwann eine Meerschaumpfeife auf dem Wunschzettel stehen.
Ordnen wird man eine moderne Kollektion nach Modellen oder Herstellern, als Sammler sollten Sie die »Steckbriefe« der einzelnen Pfeifenmacher kennen.

Antike Pfeifen und Rauchgeräte

Oft hat ein Erbstück den Anstoß zum Sammeln gegeben. Die Reservistenpfeife des Großvaters oder eine Meerschaumpfeife aus vergangenen Tagen sind zwar nach jahrelanger Ruhepause als Rauchgerät kaum mehr dienlich, aber als Grundstock für ein »Privatmuseum« von besonderem Wert.

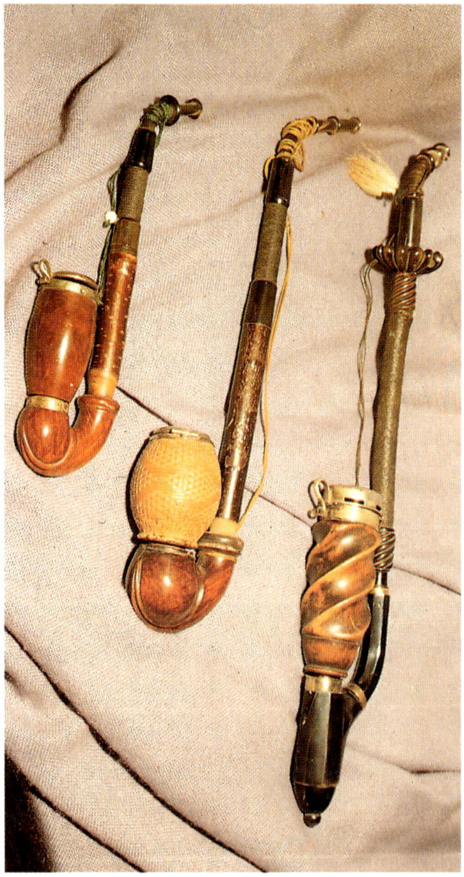

Deutsche Gesteckpfeifen, um 1900

Wer eine Sammlung historischer Pfeifen aufbauen will, braucht neben dem nötigen Kleingeld vor allen Dingen ein fundiertes Wissen, das man sich durch Museumsbesuche und aus Büchern aneignen kann, die ich am Schluß aufführe.
Sie müssen sich von Anfang an darüber im klaren sein, daß eine umfangreiche Sammlung viel Platz erfordert. Ich kenne Sammler, die eine enorme Ausbeute vorweisen können, sie aber nicht sichtbar ausgestellt haben. Es ist einfach schade, wenn wertvolle Stücke irgendwo in Kisten verpackt ein Dornröschendasein führen.

Was und wo soll man sammeln?

Sie können genau wie bei Briefmarken alles oder nach einem bestimmten System sammeln. Im Gegensatz zu Philatelisten sind Sammler von Rauchgeräten wenig tauschfreudig. Was sie einmal erworben haben, geben sie selten wieder her. Es ist darum nicht sinnvoll, wahllos alles aufzukaufen, was Ihnen angeboten wird, in der Hoffnung, es tauschen zu können.
Wer sich in weiser Beschränkung auf ein Gebiet spezialisieren will, braucht Zeit und Geduld, eine Spürnase sowie gute Freunde, die mithelfen. Je länger man sammelt, um so häufiger muß man nein sagen können. Flohmärkte und ähnliche Veranstaltungen sind immer noch eine ergiebige Fundgrube.
Oft kann man während einer Urlaubsreise, besonders im Ausland, einen günstigen »Fang« machen. Nähere Hinweise erhalten Sie im Kapitel »Pfeifenraucher unterwegs«.
Probleme gibt es häufig bei der Komplettierung beziehungsweise Restaurierung antiker Rauchgeräte. Selten sind sie in gutem Zustand. Geschickte Bastler leisten hier manchmal Erstaunliches, aber nicht alles läßt sich so in Ordnung bringen. Ein Fragment ist in jedem Falle besser als ein nicht sachgerecht komplettiertes Teil. Wenn man zum Beispiel als Wandschmuck eine 40 cm lange Gesteckpfeife mit aufgesetztem Kopf einer Reservistenpfeife sieht, ist das mehr als ein Stilbruch, es sieht grotesk aus! Lassen Sie sich bei der Komplettierung alter Pfeifen von einem Fachmann beraten.
Es gibt in Deutschland noch einige Werkstätten, in denen wertvolle Stücke sachgemäß in Ordnung gebracht werden. Billig sind derartige Arbeiten allerdings nicht. Wer mehrere alte Porzellanköpfe erworben hat, braucht keineswegs die fehlenden Gestecke anfertigen zu lassen, sondern kann sie gesondert ausstellen, wie es in vielen Museen auch geschieht. Museen sind die richtigen Orte, an denen man sich Anregungen für eine zweckmäßige Präsentation holen kann.
Wie man eine Sammlung aufbaut, ist Sache des persönlichen Geschmacks. Antike Pfeifen nach der Herkunft zu sammeln, wird nur bei einer umfangreichen Kollektion sinnvoll sein. In der

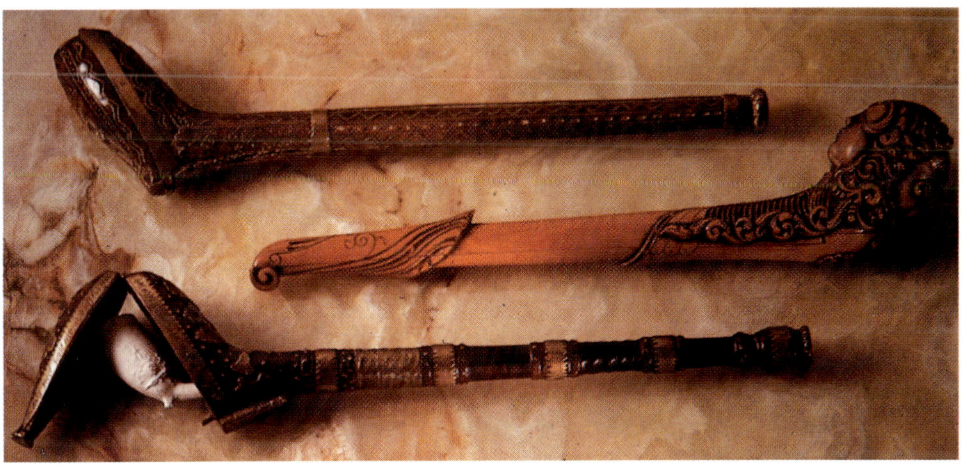

Tonpfeifenetuis, 18. Jahrhundert

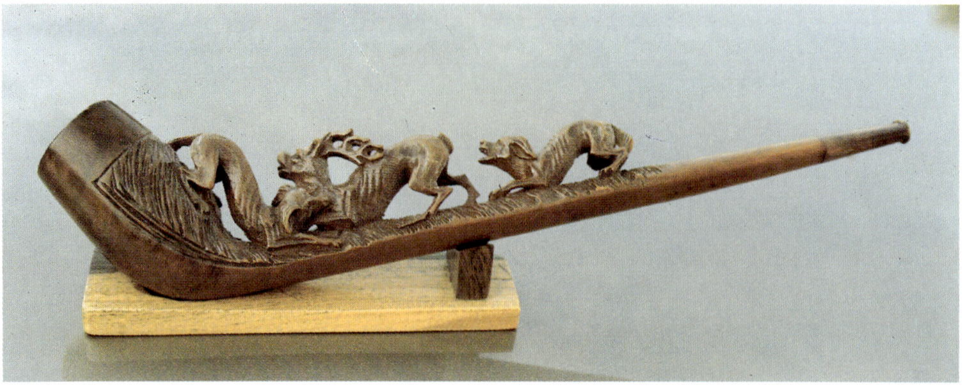

Holzpfeife, um 1900

Regel empfiehlt sich ein chronologischer Aufbau, den man mit zeitgenössischen Stichen auflockern kann, die zum Thema passen. Der Betrachter bekommt so einen viel besseren Überblick als bei der Klassifizierung nach Ländern, die bei kleinen Kollektionen immer lükkenhaft bleibt.

Pflege antiker Pfeifen

Der Sammler benötigt zur Pflege folgende Geräte:

- eine weiche Bürste (Silberbürste)
- ein Silberputztuch
- je eine weiche und eine mittelkräftige Zahnbürste
- Bimsmehl
- ein Silberputzmittel, zum Beispiel »Hagerty«
- feinste Stahlwolle
- einen zirka 1,20 m langen festen Draht
- ein komplettes Pfeifenpflegeset

Die Eingangsreinigung neu erworbener Stücke sollte mit größter Sorgfalt ausgeführt werden, denn oxydierte Deckel und schmutzige Hornteile sind keine Qualitätsmerkmale für antike Rauchgeräte.
Porzellanköpfe und Abgüsse müssen vorsichtig mit warmem Wasser gesäubert werden, chemische Mittel greifen unter Umständen die goldenen Verzierungen an. Messing- und Silberdeckel werden mit den entsprechenden Pflegemitteln auf Hochglanz gebracht. Weichselrohre säubert man mit dem erwähnten festen Draht, an dem oben ein Docht befestigt wird. Die Rauchkanäle sind gewöhnlich so groß, daß man den Draht zur Befestigung des Dochtes umbiegen kann. Weichselrohre sitzen oft locker im Abguß, hier muß der Zapfen neu angedreht werden, zur Not kann man den konischen Zapfen mit Raspel und Feile erneuern. Die gedrehten Hornzwischenteile werden mit einer Bürste gesäubert und mit Pfeifenpolierpaste (Mundstückpolitur) aufbereitet.
Beschädigte Schläuche können ersetzt werden; sie sind in guten Fachgeschäften ebenso erhältlich wie Hornrippenspitzen.
Vorsicht ist bei Bernsteinmundstücken geboten. Denken Sie daran, daß diese früher mit Gewindezapfen montiert wurden, zum Herausnehmen also immer linksherum drehen! Verschmutzte Rauchkanäle sind bei Bernsteinmundstücken als häßlicher schwarzer Strich sichtbar. Ein in Alkohol getränkter weicher, nicht zu dicker Pfeifenputzer schafft schnell Abhilfe. Bernsteinoberflächen schleift man mit Öl und Bimsmehl, poliert wird mit Spiritus und Schlämmkreide, zur Not geht's auch mit Parapolierpaste aus dem Pfeifenpflegeset.
Gesteckpfeifen sind erst vollständig, wenn sie mit Schnüren versehen sind. Ist die ursprüngliche Schnur nicht mehr vorhanden, besorgen Sie sich grüne Kordel aus dem Handarbeitsgeschäft. Sie ist nicht nur dekorativ, sondern sichert außerdem bei richtiger Bindung die empfindlichen Porzellanteile vor Fall und Bruch.

Kratzer an Meerschaumköpfen können Sie durch Schleifen mit Fett (nicht Öl!) und Bimsmehl entfernen. Stark verfärbter Meerschaum sowie Ölköpfe sollten nicht geschliffen, sondern nur mit lauwarmem Wasser gesäubert werden. Ersatzteile für alte Hornpfeifen fertigt die Horndrechslerei Josef Wlach in Grassau/Chiemsee. Für stilgerechte Reparaturen müssen Sie die gesamte Pfeife einsenden.
Bernsteinreparaturen erledigen Spezialdrechslereien. Auf Wunsch besorgt jeder Pfeifenhändler den Versand für Sie.
Ein letzter Vorschlag: Ernsthafte Sammler antiker Pfeifen sollten ihre Stücke katalogisieren. Jede Pfeife erhält eine Nummer. In einem Buch werden unter dieser Nummer Eingangsdatum, Preis, ungefährer Herstellungszeitraum sowie Hersteller (falls feststellbar) registriert. Bei Wiederveräußerung oder gegenüber einer Versicherung können diese Daten von Nutzen sein.

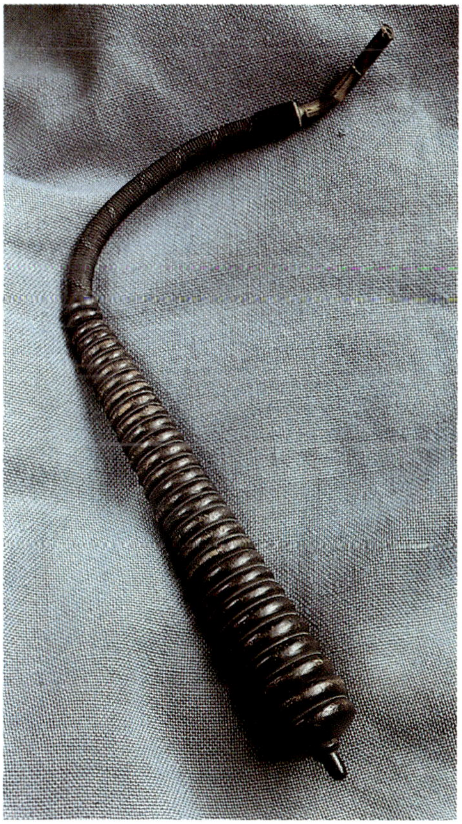

Försterpfeife

Pfeifenraucher unterwegs

Wallfahrtsorte für Pfeifenraucher sind nicht nur die Tabakmuseen mit bedeutenden Sammlungen historischer Rauchergeräte. Es gibt für uns Pfeifenraucher auch in normalen Museen manches Sehenswerte, was einen Besuch lohnend macht.
Öffentlich zugängliche Privatsammlungen, Tabak-Tavernen, Betriebe mit Besichtigungsmöglichkeit, blühende Tabakfelder usw. liegen unter Umständen in nächster Nähe Ihres Urlaubsortes.
Eigeninitiative an unbekannten Orten hilft fast immer weiter, denn beim städtischen Verkehrsverein weiß man vieles, zum Beispiel sicher auch die Adresse eines engagierten oder originellen Tabakhändlers. Ein kleines Buch könnte man über manche Inhaber deutscher Tabakfachgeschäfte schreiben! Da finden Sie ulkigerweise in Kiel ein Geschäft mit dem Hinweis an der Kasse: »Zigarettenrauchen verboten«. Einen Laden mit einem kompletten Museum gibt es nicht nur bei Dunhill in London, so etwas hat auch der Kollege Siegfried Meiners in Bayreuth zu bieten, wenn auch in kleinerem Rahmen. Die Nennung dieses Namens soll eine Ausnahme bleiben, die beiden Beispiele sollen Sie nur anregen, interessante Leute kennenzulernen. Mit etwas Spürsinn kann man sie finden!
Einen historischen Pfeifen- und Tabakladen finden Sie zum Beispiel in Gouda/Niederlande im de Moriaan Museum und in Aarhus/Dänemark im Museumsstadtteil »Gammele By«. In Skandinavien empfehle ich überhaupt, bei Stadtbesichtigungen auf derartige Anlagen zu achten. Aarhus ist kein Einzelfall, auch die Schwedenmetropole Stockholm hat etwas Ähnliches zu bieten. Im Museumsstadtteil »Skansen« finden Sie Geschäfte und Werkstätten wie vor über hundert Jahren, natürlich auch einen Tabakladen.
Als Sammler sehen Sie in fast allen Ländern Dinge, die etwas mit Tabak zu tun haben, zum Beispiel in Frankreich hübsche Tonpfeifen, die ganz anders aussehen als unsere einheimischen. Auch Schweizer und Tiroler Pfeifenspezialitäten sind für Ihre Sammlung bestimmt dekorativ.

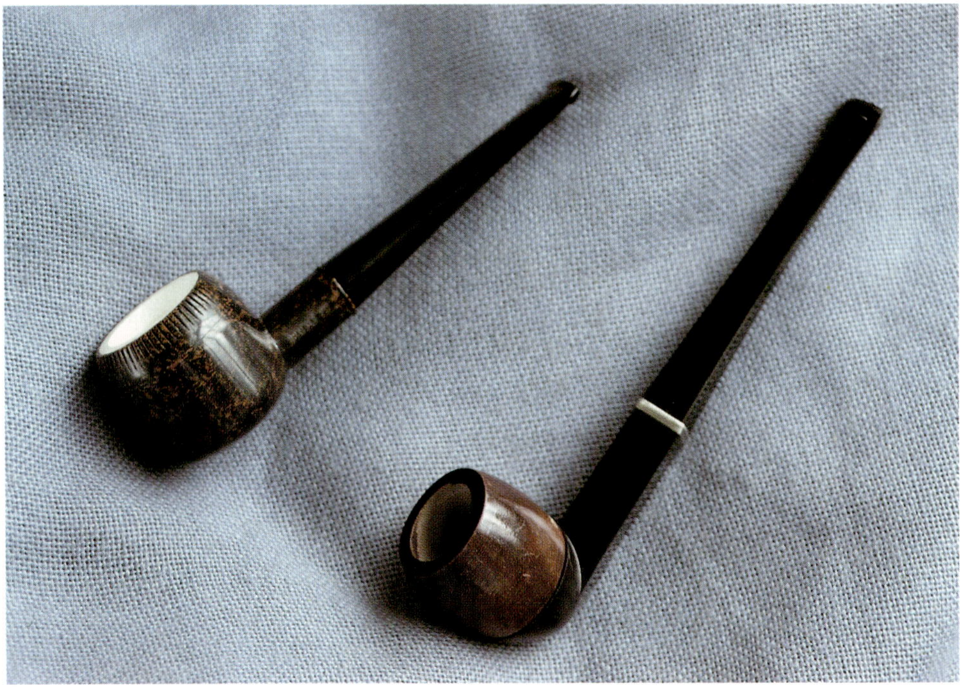

Systempfeifen der 30er Jahre

Wer als Globetrotter die Augen offenhält, findet in verschiedenen Ländern »Tabak-Tavernen«, wo man sich als Pfeifenraucher wohlfühlt und keine Rauchverbotsschilder die gute Laune verderben.
Und da gibt es zum Beispiel in der westfälischen Zigarrenstadt Bünde in der Eschstraße 38 das stilvolle Lokal »Anno Tobak«. Selbst wenn Sie Pfeife und Tabak vergessen haben, brauchen Sie nicht zu verzweifeln, man hält dort (unbenutzte) Tonpfeifen und eine Tabakhausmischung für alle Fälle bereit. Sie finden fast immer Gäste, die Ihnen einiges aus der Geschichte der kleinen Tabakstadt erzählen können. Das deutsche Tabakmuseum erreichen Sie von hier aus in fünf Minuten.
Noch ein anderes gemütliches Lokal kann ich Ihnen empfehlen, das Gasthaus »Zur Tabakspfeife« in Wien, Goldschmiedgasse 4. Es befindet sich im Zentrum der Donaumetropole, nur eine Minute vom »Graben« entfernt. Nach anstrengender Stadtbesichtigung finden Sie dort eine gute, preiswerte Küche. Am Niveau der Stammgäste merken Sie, daß es sich um keine gewöhnliche Kneipe handelt. Die Inhaber, Hilde und C. Scheer, haben die Wände liebevoll mit antiken Pfeifen dekoriert.
Reisende in Israel haben in Tel Aviv die Möglichkeit, in den Läden der persischen Emigranten preiswerte Porzellan- und Wasserpfeifen zu kaufen. Wenn Sie eine große Israel-Rundreise gebucht haben, kommen Sie in Galiläa gewiß in das 1000 m hoch gelegene Städtchen Safet. Mit Einschränkungen könnte man es das israelische Worpswede nennen. Schauen Sie sich nicht nur die Galerien an, gehen Sie auch in die kleinen Läden, die arabischen Händler bieten Ihnen zu durchaus zivilen Preisen handgemachte Pfeifen aus allen möglichen Materialien an, wie sie sonst nirgends zu finden sind.
Auf dem Wege in die Wüste werden Sie im Süden des Landes noch einmal in Versuchung geführt. Auf dem berühmten Beduinenmarkt in Beer'sheba, den Ihr Reiseleiter bestimmt nicht ausläßt, können Sie Beduinenpfeifen aus Olivenholz kaufen. Ohne Handeln geht's auch hier nicht, denn Ihre Geschäftspartner sind wiederum Araber.

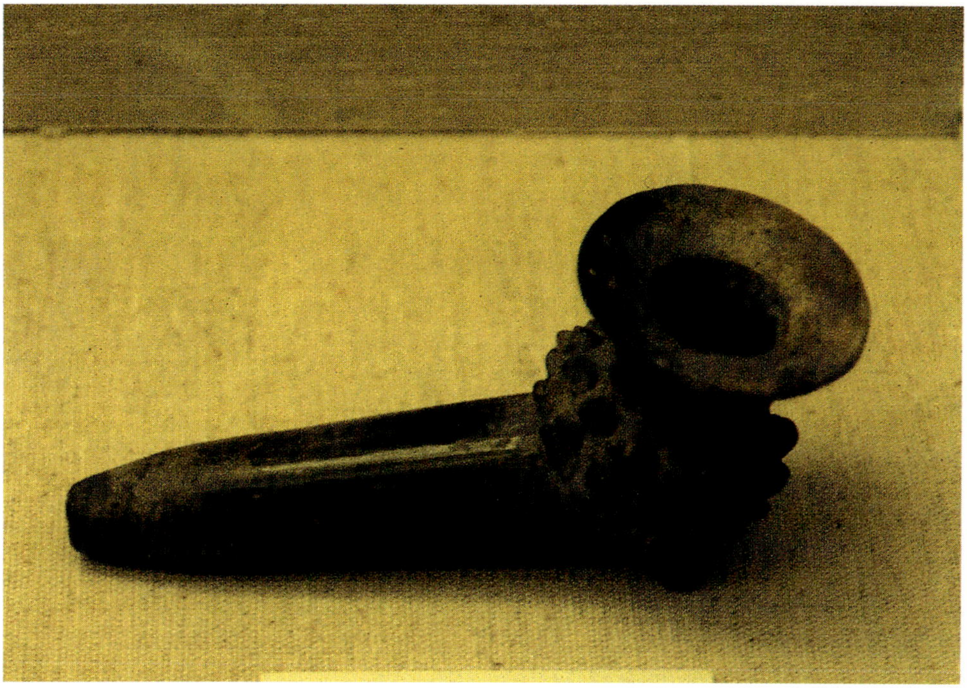

Vorkolumbianische Tonpfeife aus Mexiko

Aber was ist das alles gegenüber Hongkong, dem berühmten Einkaufsparadies des Ostens? Viele Pfeifen, die Sie nur aus Museen kennen, sind dort recht preiswert zu haben.
In Südafrika können Sie Holzpfeifen mit Perlenstickereien kaufen. Die interessantesten Möglichkeiten ergeben sich auf einer Rundreise im Westen Afrikas. Außer in Togo werden Sie besonders schöne Pfeifen in Kamerun sehen. Im Museum in Foumban/Nordkamerun können Sie sich bereits einen Überblick verschaffen. Die Pfeifen aus Bronze, Holz und Terrakotta sind sehr sorgfältig gearbeitet und wesentlich dekorativer als die Kalumets in Amerika.
Die Welt ist viel zu groß, als daß ich Ihnen alle Möglichkeiten aufzählen könnte. Die Auflistung einiger Museen erhebt deshalb auch keinen Anspruch auf Vollständigkeit.

Anhang

Museen und Ausstellungen

Belgien
Musée de la Glicine
Vresse sur Semois 6869
St. Museum voor Volkskunde, 8000 Brügge

Canada
Ontario Tobacco Museum, 200 Talbot Road (Highway 3), Box 182, Delhi, Ontario N4B 2WG, Canada
Eines der interessantesten Museen in Übersee.
The Borkum Riff Collection, Imperial Tobacco Products Ltd., 3860 St. Antoine Street, Montreal, Quebec H4C 1B5, Canada

Dänemark
W. Ø. Larsen Museum, 9 Amargertorv DK 1160 Kopenhagen, Dänemark.
Vorwiegend Pfeifen, Rauchen erlaubt!
Pfeifenmuseum Helstebro, Jütland.
Umfangreiche Pfeifensammlung; sie zählt zu den größten Europas.

England
Alfred Dunhill Museum, 30 Duke Street, Saint James's, London SW1Y 6DL.
Zirka 2000 Pfeifen aus aller Welt. Interessantestes Stück ist die 46 cm lange, bootsförmige, reich geschnitzte Meerschaumpfeife, die anläßlich der Heirat von Prinzessin Louise 1871 entstand. Ferner kleinste Tonpfeife der Welt, Länge 29 mm.

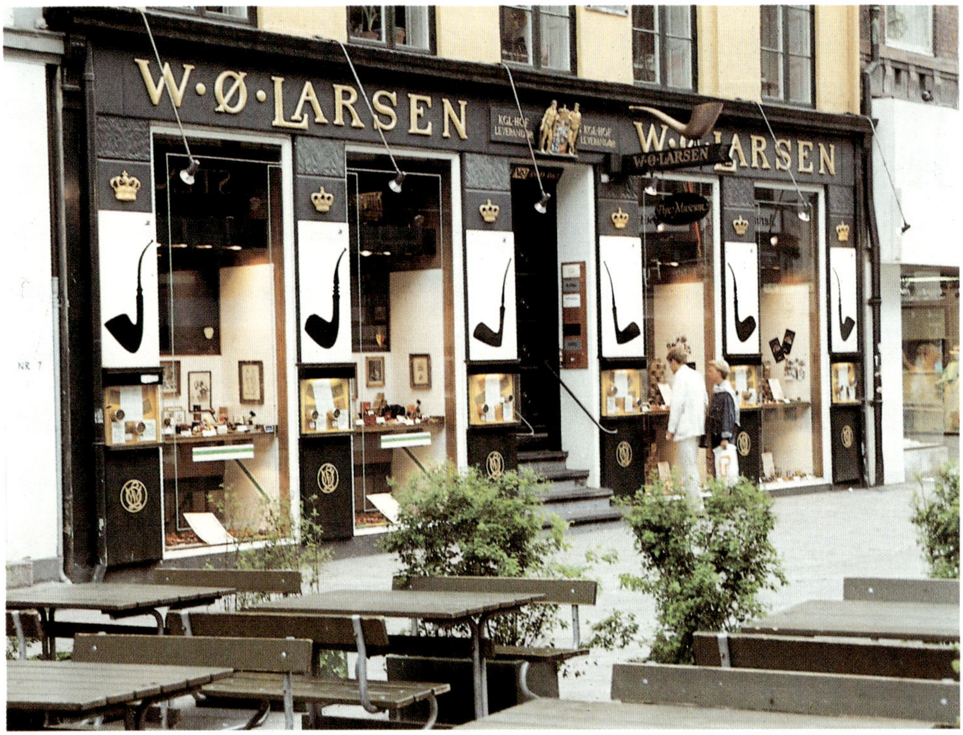

W.-Ø.-Larsen, Kopenhagen

Britisches Museum (Natural History), Cromwell Rd. SW 7, London.
Pfeifen und Raucherutensilien.
Victoria and Albert Museum, South Kensington, SW 72 RL, London.
Pfeifen und Rauchergeräte, vorwiegend aus England.
Barling Museum, B. Barling & Sons Ltd., 138 Parklane, London, W1.
Pfeifen und Rauchergeräte.
The House of Pipes, Bramber Steyning, Sussex BN4 3WE, England.
Mit über 35 000 Sammelstücken eine der größten Kollektionen aus der Welt des Tabaks. Der sympathische und sehr engagierte Anthony Irving hat es verstanden, sein Haus mit der privaten Sammlung zu einer wahren Pilgerstätte für Pfeifenraucher zu machen.
Yorkshire Museum, York (Yorkshire), England
Schnupftabak und Zubehör.
Carreras Rothmann Ltd. Firmen-Collection, Christopher Martin Road, Basildon, Essex, England

Frankreich
Museum der Confrèrie des Maîtres Pipiers, 39200 St. Claude, Jura.
Pfeifen aller Epochen, alte Pfeifenmacher-Drehbank. Kapitelsaal der Pfeifenmeister.
Musée Carnavalet, 23. rue de Sévigne (3e), Paris
Musée Galerie de la Seita, 75007 Paris
Elsässische Tabakstraße.
Eine nachahmenswerte Anschauungs-Anlage, an der der Tabakbau vor Ort studiert werden kann. Ferner ist die Besichtigung einer Zigarrenfabrik möglich. Verschiedene Tabakpflanzer haben Tage der offenen Tür, die von Jahr zu Jahr differieren. Um günstige Termine zu erfragen, empfehle ich folgende Kontaktadressen: Antoine Andres, 7, rue de Strasbourg, Maistratsheim, 67210 Obernai, Tel.: 95 62 17; Ms. Heitmann, Präsident des elsässischen Tabakbaus, Tel. 0 33 38-69 62 49.
Musée d'Intêret National du Tabac, Rue Neuve Bergerac, Ville de Bergerac, F-24100 Bergerac.
In der zweiten Etage des Rathauses wird die Geschichte des Tabaks dargestellt, auch Pfeifenfreunde kommen auf ihre Kosten. Sammlung historischer Pfeifen und Tabatieren.

Italien
Paronelli-Museum, Gavirate, Via del Chiostro 3
Pfeifensammlung von Guiseppe Ramazotti, Mailand. Bedeutendste Sammlung Italiens.
Claudio Rebecci Tobacco Museum, P.O.Box 5, 41100 Modena, 10

Japan
Tobacco Trade Monopoly Museum, 2–1 Akasaka Aoi-Cho Mirato-ku, Tokio

Niederlande
In unserem westlichen Nachbarland sind die meisten Tabakmuseen auf engstem Raum, so daß sich, auch wegen der Qualität der Sammlungen, eine mehrtägige Fahrt schon wegen der unten aufgeführten Museen lohnt.
Stedelijke Museum »De Moriaan«, Gouda, Westhaven 29, Tel.: 0 18 20/1 38 00.
Dort befindet sich der wohl schönste historische Tabakladen aus dem 19. Jahrhundert. Interessant ist ferner eine Tonpfeifenmacher-Ecke. Neben besonders schönen Tonpfeifen sind alle nur erdenklichen Pfeifentypen und Raucherutensilien zu finden.
Tropenmuseum, Amsterdam, Mauritshade 63.
Tabakanbau, Pfeifen, Rauchergeräte.
Drents Museum, Assen.
Stedelijk Museum »Het Prinsenhof«, Delft, St. Agathaplein 1.
Ausstellung von Tabaktöpfen.
Geburtshaus von Douwe Egbert, Verkaufsladen »De Witte Oos«, Joure.
Demonstration der Tabakverarbeitung, Tabakutensilien.
»Johannes Hessels-Huis«, Joure, Midstraat 97.
Niemeyer Nederlands Tabacologisch Museum, Groningen, Brugstr. 24, Tel.: 0 50/2 49 41.
Auch in diesem Museum befindet sich ein kleiner alter holländischer Tabakladen. Die von Georg A. Brongers stammende Sammlung zählt mit zu den wertvollsten des Landes. 1955 hat die Königlich-holländische Tabakfabrik Theodorus Niemeyer die Sammlung übernommen, großzügig erweitert und ein Museum daraus gemacht.

Fries Museum, Leeuwarden, Turfmarkt 24. Tel.: 0 58/12 30 01.
Alter Tabakladen, Tabakwerbefiguren und Tabakmohren.
Pijpenkamer der Firma Douwe Egbert, Utrecht, Keulsekade 143. Tel.: 0 30/97 91 11.
Schöne Tabakmohrensammlung.
AX Willemstad, Raadhuisstraat 2, Tel.: 0 16 87/33 57.
Das Museum enthält mehrere tausend Tonpfeifen aus verschiedenen Ländern.

Österreich
Die sehenswertesten Sammlungen des Landes befinden sich im Austria-Tabakmuseum, Wien, und im Museum des Generalkonsuls Dr. Vogel in Fuschl. Sehenswert sind aber auch die anderen, zum Teil kleineren Museen.
Heimathaus Bad Hall, Bad Hall.
Tabakpfeifen, Raucherutensilien.
Heimathaus Freistadt, Freistadt (Oberösterreich), Stadt 168, 4240 Freistadt.
Schnupftabak, Pfeifen, Rauchergeräte.
Kammerhofmuseum, 4810 Gmunden, Trausee (Oberösterreich), Kammerhofstraße.
Pfeifen, Raucherutensilien, Schnupftabak.
Landesmuseum, Linz, Museumstraße 14, 4010 Linz, Oberösterreich.
Pfeifen und Zubehör.
Ried im Innviertel, Kirchenplatz 13, 4910 Ried.
Pfeifen und Zubehör.
Stadtmuseum, Wels (Oberösterreich), 4600 Wels, Pollheimerstraße 17, und Burg.
Tabakpfeifen, Schnupftabak und Zubehör.
Die Sammlung von Dr. Vogel
Fuschl am Fuschl-See, Salzburger Land, Jagd-Museum Hotel Schloß Fuschl, A-5322 Hof bei Salzburg.
Hat sich in 20 Jahren zu den bedeutendsten Pfeifensammlungen Europas entwickelt. In einem Nebengebäude des Jagdschlosses ist neben einem Jagdmuseum die historische Pfeifensammlung untergebracht.
Museum Carolino Augusteum, Salzburg.
Bedeutende Sammlung von Pfeifen und Tabakdosen.

Museum der Austria Tabakwerke, Wien, Mariahilferstraße 2, Wien, Bez. 7.
Bedeutende Pfeifensammlung, wertvollstes Stück: Waldviertler Riesenpfeife, ferner älteste Pfeife Europas von 1602. Utensilien rund um Tabak und Pfeife aus allen Jahrhunderten.

Schweden
Tabakmuseum in der Freiluftanlage »Skansen«. Stockholm.
Darstellung der Geschichte des Tabaks in Schweden; Pfeifen und Zubehör.

Schweiz
Collection von Jacques Schmied. Lausanne, Rue de l'Academie Nr. 7.
Große Sammlung aus der Welt des Tabaks und der Pfeifen.

USA
Half an Half Pipe Collection, Valentine Museum, 1015 E. Clay St., Richmond, VA 23219/USA
Philipp Moris-Collection, Ph. M. Manufactoring Center, Commerce Road, Richmond, VA 23234/USA
Museum of Tobacco Art and History, 800 Harrison Street, Nashville, TN, 37202/USA
S & R Wood Crafts, Steve and Roswitha Anderson, 4244 Main Street, Columbus, Ohio 43213.
Für den Fall, daß Sie in diese Gegend kommen, empfehle ich Ihnen den Besuch beim Pfeifenmacher Anderson. Roswitha ist Deutsche und kann dolmetschen. Neben handgefertigten Pfeifen zu zivilen Preisen stellt Steve Anderson hübsche Holzartikel her.

Türkei
Topkapi-Museum im Sultanspalast, Istanbul.
Ausgestellt sind Nargilehs, Tschibuks, besonders schöne orientalische Bernsteinmundstücke mit Edelsteinbesatz und weitere luxuriöse Raucherutensilien.

Bundesrepublik Deutschland
Deutsches Pfeifenmuseum, 8740 Bad Neustadt a. d. Saale.
Die umfangreiche Pfeifensammlung von Anton Manger, Wollbach, ist Anfang 1986 von der Stadt Bad Neustadt aufgekauft worden.

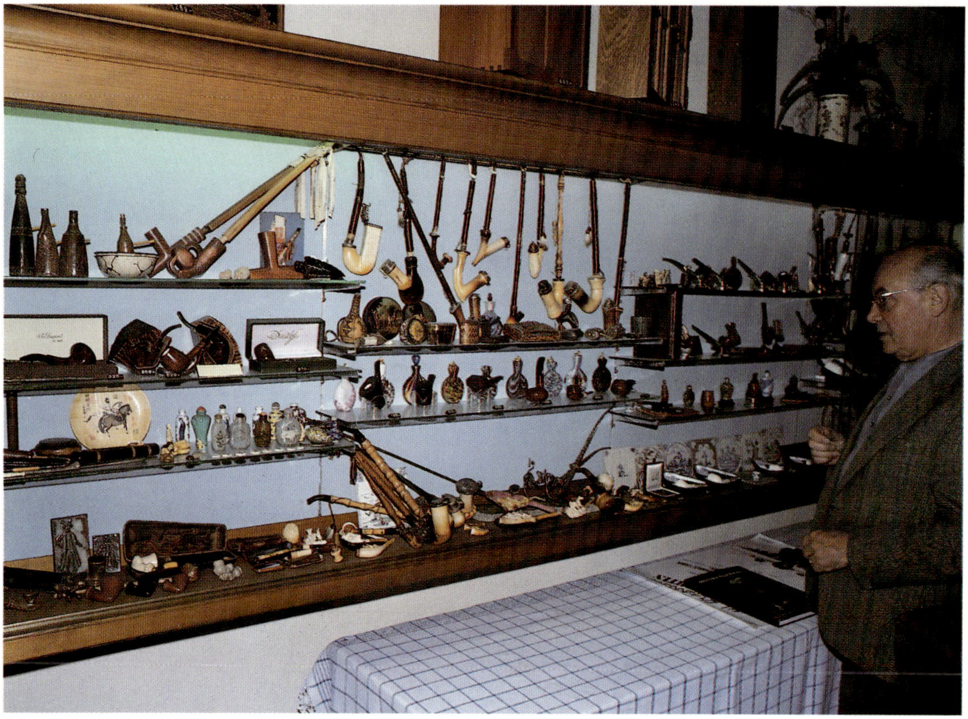

Kleine Privatsammlung

Heimatmuseum Bad Oeynhausen, 4970 Bad Oeynhausen, Kreis Minden, Schützenstraße 35a.
Handwerksgeräte zur Zigarrenfertigung.
Ketterer-Haus-Museum, 7616 Biberach, Rathaus.
Darstellung der heimischen Zigarrenherstellung.
Städtisches Museum, 3300 Braunschweig, Am Löwenwall.
Stobwasserpfeifen, Stobwasser-Schnupftabakdosen. Interessantestes Ausstellungsstück ist die 4,15 m lange Stobwasserpfeife. Sie gilt als längste Pfeife und ist aus Pappmaché gefertigt, ebenso wie die lackierten Dosen.
Bremer Landesmuseum für Kunst und Kulturgeschichte/Focke-Museum, 2800 Bremen, Schwachhauser Heerstraße 240.
Darstellung der Tabak- und Zigarrenherstellung. An bestimmten Tagen wird die handwerkliche Zigarrenfertigung demonstriert. Wertvolle Ausstellungsstücke rund um Pfeife und Tabak.
Überseemuseum, 2800 Bremen, Bahnhofsplatz 13.
Historische Tabakverarbeitung.
Heimatmuseum Boxberg, 6973 Boxberg, Rathaus.
Deutsches Tabakmuseum, 4980 Bünde i.W., Fünfhausenstraße 10–12.
Tabakspfeifen aus drei Jahrhunderten und vielen Ländern der Erde. Vom indianischen Kalumet bis zur zeitgenössischen Bruyèrepfeife ist die Entwicklung chronologisch dargestellt. In dem stilvollen Fachwerkhaus kommen die Ausstellungsstücke in Verbindung mit wertvollen Möbeln gut zur Geltung. In besonderen Räumen wird die Herstellung der Zigarren einst und jetzt gezeigt. Ferner sind Tabakmohren, Raucherstühle, historische Maschinen zur Tabak-, Zigarren- und Schnupftabakherstellung ausgestellt.
Kuriositäten: eine Riesenzigarre von 1,60 m Länge und eine Riesenpfeife von 3,65 m mit einem Fassungsvermögen von 766 Päckchen Tabak à 50 g.

Jagdmuseum Kranichstein, 6100 Darmstadt, Kranichsteinerstraße, Jagdschloß.
Heimatmuseum Duderstadt, 3428 Duderstadt, Bei der Oberkirche 3.
Tabakpfeifen, Tabakanbau im Eichsfeld, Zigarrenfabrikation.
Städtisches Museum, 3400 Göttingen, Ritterplan 7–8.
Ton- und Studentenpfeifen, Raucherutensilien.
Schnupftabakmuseum, 8352 Grafenau.
Alles über Schnupftabak.
Westfälisches Freilichtmuseum technischer Kulturdenkmale, 5800 Hagen.
Neben anderen Gewerbebetrieben ist eine funktionsfähige Tabakfabrik aufgebaut.
Privates Tabakmuseum von H. Schwermer, 2250 Husum, Wasserreihe 52.
Über 100 Jahre alter Laden, Pfeifen, Rauchergeräte, Plakate, Bücher.
Tabakhistorische Sammlung Reemtsma, 2000 Hamburg, Parkstraße 51, Hb. 52.
Alles über Pfeife, Tabak, Zigarre und Zigarette. Sehr umfangreiche Sammlung von Rauchergeräten aus vier Jahrhunderten.
Historisches Museum der Stadt Hanau, 6450 Hanau/Hessen, Schloß Philippsruhe.
Tabakpfeifen. Besonderheit: Hambacher Pfeife.
Deutsches Hirtenmuseum, 8562 Hersbruck/Bayern, Eisenhüttlein 7.
Bastelarbeiten der Hirten; Schwerpunkt: Pfeifenköpfe aus Holz.
Pfälzisches Tabakbauern- und Zigarrenmachermuseum, 6744 Kandel/Pfalz.
Tabakanbau, Zigarrenherstellung sowie Tabakspfeifen.
Tabakmuseum, 6832 Hockenheim.
Schwerpunkt Zigarren.
Landesmuseum, 5400 Koblenz.
Staatliche Sammlung technischer Kulturdenkmäler, Rheinmuseum, Festung Ehrenbreitstein.
Maschinen und Geräte zur Herstellung von geschnittenem und gesponnenem Rauchtabak aus Herstein im Hunsrück.
Staatliches Museum Lemgo (Hexenbürgermeisterhaus), 4920 Lemgo.
Meerschaumpfeifen, Werkstatt und Drehbank.
Tabakmuseum, 6143 Lorsch, Bergstraße.
Schwerpunkt Tabakanbau und Verarbeitung.
Mahlberger-Orschweier Heimat- und Tabakmuseum, 7631 Mahlberg, Württemberg.
Tabakanbau, Zigarrenherstellung, Pfeifen, Schnupftabak und Zigaretten.
Münchner Stadtmuseum, 8000 München, St.-Jakobs-Platz 1.
Porzellanpfeifen.
Heimatmuseum Kornburg, 8500 Nürnberg, Kornburger Hauptstraße 31, Nürnberg 148-Kornburg.
Originelle Pfeifen- und Schnupftabaksammlung.
Kreisheimatmuseum, 2860 Osterholz-Scharmbeck, Bördestraße 42.
Zigarrenmacher-Ausstellung.
Historisches Museum der Pfalz, 6720 Speyer, Große Pfaffengasse 10.
Tabakpfeifen; Besonderheit: Hambacher Pfeifen.
Lindenmuseum, 7000 Stuttgart, Hegelplatz 1.
Afrikanische Pfeifen.
Heimatmuseum Uffenheim, 8704 Uffenheim, Schloßplatz 5.
Sehenswerte Pfeifenkopfsammlung, vorwiegend »Ulmer Köpfe«.
Heimatmuseum Verden-Aller, 2810 Verden-Aller, Große Fischerstraße 10.
Zigarrenmacher-Werkstatt.
Heimatmuseum Walldorf, 6909 Walldorf, Astorhaus.
Tabakanbau.
Heimatmuseum Wittlich, 5560 Wittlich.
Tabakanbau und Tabakpfeifen.

Deutsche Demokratische Republik
Völkerkunde-Museum, DDR 8010 Dresden, im Japanischen Palais.
Neben vielen handgearbeiteten Geräten aus allen Erdteilen sind auch einige sehr schöne Pfeifen ausgestellt, besonders aus Westafrika. Interessant ist eine Eskimopfeife aus Walroßzahn.
Stadtmuseum, DDR 1330 Schwedt/Oder
Pfeifen aller Art und Rauchergeräte

International bekannte Pfeifenhersteller

Bundesrepublik Deutschland
Alfred Eller, Obernzell. Preiswerte Mutzpfeifen und Gesteckpfeifen.
Denicotea GmbH, Refrath. Ausschließlich Filterpfeifen für Silicagel-Patronen aus Bruyère und Massameerschaum.
Hubert Hartmann, Berlin. Bruyèrepfeifen als Serienware und handgefertigte Einzelstücke.
Erich Heikhaus (Heibe), Bergneustadt. Bruyèrepfeifen in unteren und mittleren Preislagen.
Robert Maderholz, Ettenstadt. Filterpfeifen in allen Preislagen, Herstellung von Kohle- und Meerschaumfilterpatronen.
Anton Manger, Wollbach. Hersteller von Mutzpfeifen mit Nylon-, Horn- und Ebonitmundstücken.
Henric Oldenkott sen. & Comp., Rees. Herstellung von Filterpfeifen in allen Preislagen, in Lizenz: Porschepfeifenherstellung.
Josef Wlach, Grassau. Gesteckpfeifen aus Horn mit Porzellanköpfen in verschiedenen Längen.
Vauen KG, Nürnberg. Ältester und größter deutscher Pfeifenhersteller. Ausschließlich Filterpfeifen in allen Preislagen; Spezialität: Solitär, handgefertigte Einzelstücke ab 250 DM. Hersteller von 8-mm-Kohlefiltern.
Schum Söhne GmbH (Schowa), Bad König. Mutz- und Gesteckpfeifen, Pfeifenständer, Zubehör aus Holz.
Lothar Hein, Hilgert. Tonpfeifen in allen Ausführungen.

Dänemark
Obwohl in Dänemark auch klassische Pfeifen gefertigt werden, bieten alle genannten Hersteller vorwiegend Pfeifen im typisch dänischen Design an, die den handgefertigten Einzelstükken der Pfeifenmacher ähneln, aber serienmäßig produziert werden. Sie sind deshalb für jedermann erschwinglich. Die bekanntesten Hersteller sind: Bari, Bjarne, Georg Jensen, Nørding, Norup, Stanwell und Swendborg.

Deutsche Demokratische Republik
VEB Pfeifen- und Holzerzeugnisse, Bad Liebenstein. Mutzpfeifen und Holzartikel.

Frankreich
Fast alle namhaften französischen Pfeifenhersteller haben ihren Firmensitz in St. Claude. Es ist bereits über diesen Ort berichtet worden, so daß sich eine weitere Schilderung erübrigt. St. Claude ist auch Sitz der weltberühmten Pfeifenbruderschaft, der »Confrèrie des Maîtres Pipiers«. Neben den Pfeifenmeistern können auch Personen aus aller Welt, die sich in irgendeiner Form um die Pfeife verdient gemacht haben, zum Mitglied berufen werden.
Die bekanntesten Hersteller:
Berrod-Regard (Butz-Choquin) ist der bedeutendste und älteste Hersteller in Frankreich. Gegründet wurde das Unternehmen 1858 von Gustave Butz und seinem Schwiegervater Choquin in Metz. 1951 wurde die Firma von Berrod-Regard übernommen und der Sitz nach St. Claude verlegt.
Chacom. Das Wort ist eine Abkürzung und setzt sich zusammen aus den Namen *Cha*puis, *Com*oy & Cie. Mittlere und höherwertige Pfeifen in klassischen und modernen Formen bis zur teuren Freehand.
Genod. Neben preiswerten Serien werden viele handgearbeitete Einzelstücke angeboten; Spezialität: Bogenbohrung im Holm.
Jeantet. Klassische und moderne Pfeifen, die Palette reicht von preiswerter bis zu gehobener Qualität.
Guillard und *Lacroix.* Die Pfeifen beider Hersteller sind gut, aber auf dem deutschen Markt kaum vertreten.
Vaillat, Vaux. Ausschließlich Pfeifen aus Weichselholz; Spezialität: Riesenpfeifen.

Irland
Kapp & Peterson hat seit Jahren den Sitz in Dublin. Die Gründer waren ein Nürnberger und ein Baltendeutscher. Klassisch-englische Formen in guter Verarbeitung; Spezialität ist die seit zirka 90 Jahren gefertigte unverwechselbare Bent army, die wie auch der von Peterson entwickelte Lippenbiß von vielen Herstellern kopiert wurde.

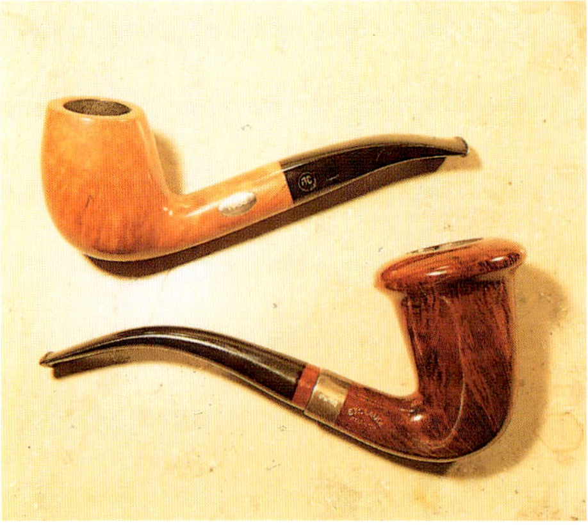

Butz-Choquin-Pfeifen aus St. Claude

England

Eine englische Pfeife galt unter Kennern schon immer als Produkt höchster Qualität. Trotz der starken Konkurrenz aus Dänemark und Italien haben die Erzeugnisse der britischen Hersteller immer noch einen guten Ruf.
Wer auf Äußerlichkeiten Wert legt, wird bei vielen Fabrikaten nicht auf seine Kosten kommen. Die klassischen Formen, die von vielen ausländischen Herstellern kopiert wurden, werden von den englischen Firmen konsequent beibehalten, weil sie sich funktionell bewährt haben. Besonders bei teuren Fabrikaten sind Holzqualität sowie die Ausführung der handgeschnittenen Mundstücke erstklassig.
Die bekannten Firmen sind:
Barling, Mittlere bis gehobene Bruyèrepfeifen in durchweg klassischen Formen.
Civic, GBD, BBB, Comoy, Loewe, Orlik sind berühmte Namen, die inzwischen alle zur Oppenheimer Gruppe gehören. *GBD* (Ganneval, Bondier & Donninger) wurde als französische Pfeifenfabrik bereits 1850 in Paris gegründet. Nach der Übernahme durch Oppenheimer um 1900 wurde die Firma nach London verlegt. Die Produkte der Gruppe erfüllen alle Ansprüche, die man an eine englische Pfeife stellt.
Alfred Dunhill. Eine Pfeife mit dem Dunhill-Stempel und dem weißen Punkt auf der Spitze gilt unter Pfeifenrauchern in aller Welt als beste Serienpfeife, die in England hergestellt wird. Eine Dunhill kann für sich in Anspruch nehmen, die beste Nobelmarke zu sein. Neben den Serien, die in Größengruppen unterteilt sind, werden Spezialitäten angeboten (Collector, Freeform). Pfeifenserien in sechs Größengruppen und sechs verschiedenen Oberflächen (Root briar, Briar, Shell, Tan Shell, Red Bark, Cumberland). Freiformen, Meerschaum- und Calabashpfeifen, Feuerzeuge, Lederartikel.
Charatan (mit der Zweitmarke *Ben Wade*). Die 1863 gegründete Firma gilt als älteste britische Pfeifenfabrik, gehört aber seit einigen Jahren zur Dunhill-Gruppe. Nur hochwertige Ware; Spezialität: Stufenbiß.
Falcon. Systempfeifen mit Metallkörper und abschraubbarem Kopf aus Bruyère.
Parker-Hardcastle gehört ebenfalls zur Dunhill-Gruppe. Klassische Modelle in mittlerer Preislage (Dunhill-Zweitmarke).
James Upshall. Ein junges, aber renommiertes Unternehmen, das erst im Jahre 1977 von Col. Kenneth James Upshall Barnes gegründet wurde. Markenname für die handgefertigten Pfeifen wurden zwei der Vornamen des Begründers, der vorher lange Jahre eine führende Position bei Charatan hatte. Nur hochwertige, kittfreie Pfeifen, meist klassische Formen.

Italien

Ob man eine Freehand oder eine Klassikerin aus Italien in die Hand nimmt, die Eleganz der Formen hat die italienischen Pfeifen weltweit berühmt gemacht. Sorgfältige Verarbeitung bis ins letzte Detail zeichnet die Produkte der Hersteller jenseits der Alpen aus.
Die bekanntesten Hersteller:
Ascorti. Spezialist für hochwertige Pfeifen mit fast ausnahmslos handgefertigten Acrylmundstücken. Die Firmengründer Davoli und Peppino Ascorti vertrieben ihre Pfeifen unter dem Markennamen »Caminetto«, der unter Pfeifenfans bald einen guten Klang hatte. Nach dem Ausscheiden von Davoli konnte das Wort »Caminetto« nicht mehr benutzt werden, und man verfiel auf den Namen »Ascorti«. Anfang 1986 hat die Firma die Rechte für »Caminetto« und das Schnurrbart-Markenzeichen zurückerworben.
Brebbia. Ein mittelgroßer Hersteller, der in den letzten Jahren auf dem deutschen Markt an

Bedeutung gewonnen hat. Von der preiswerten Filterpfeife bis zu Modellen in Luxusausführung; Markenzeichen: stilisierte Raute.
Gigi. Qualitätspfeifen für gehobene Ansprüche in sehr ausgewogenen Formen. Markenzeichen: »Gigi« in flotter Schrift auf dem Mundstück.
Tagliabu-Lorenzo. Die Pfeifen sind in Deutschland nur unter dem Vornamen »Lorenzo« bekannt. Vorwiegend große und dickwandige Modelle in eigenwilligen Formen und solider Verarbeitung; Markenzeichen: »L«; für die Zweitmarke »Spitfire«: »SP«.
Raganella. Preiswerte und durchweg handsympathische Modelle, die in der Bundesrepublik nur als Filterpfeifen angeboten werden; Markenzeichen: ein Rhombus am Mundstück.
Savinelli. Von allen italienischen Herstellern bietet die Firma Savinelli das umfangreichste Programm. Von der leichten Smokingpfeife bis zur handgefertigten »Autograph« läßt das Angebot keine Wünsche offen. Ebenso wie Dunhill entwickelte sich das weltweit bekannte Unternehmen aus einem Tabakgeschäft (Gründungsjahr 1876 in Mailand); Markenzeichen: »S« im abgerundeten Dreieck mit zwei Pfeifen darüber.

Japan
Tsuge. Die Verarbeitung ist exzellent, die Façons sind zum Teil den dänischen »nachempfunden«. Vorwiegend hochwertige Einzelstücke, formschöne Serien ab der Mittelpreislage.

Österreich
Von den zahlreichen kleinen und großen Wiener Meerschaumpfeifen-Firmen sind nur zwei übriggeblieben. Die renommierteste ist die Firma *Andreas Bauer & Sohn,* die ausschließlich Blockmeerschaumpfeifen in reiner Handarbeit fertigt. Spezialisiert in der Fabrikation von Massameerschaumpfeifen ist die Firma *Robert Strambach.* In beiden Betrieben entstehen auch Calabashpfeifen, die vorwiegend mit Massameerschaumeinsätzen komplettiert werden.
Kämpferling. Hochwertige Gesteckpfeifen.

Schweden
Brilon. Systempfeifen mit abschraubbarem Kopf.

Schweiz
Hebor S. A. »Pip-Star«, röhrenförmiges Rauchgerät mit Deckel, welches von vorn gestopft wird.

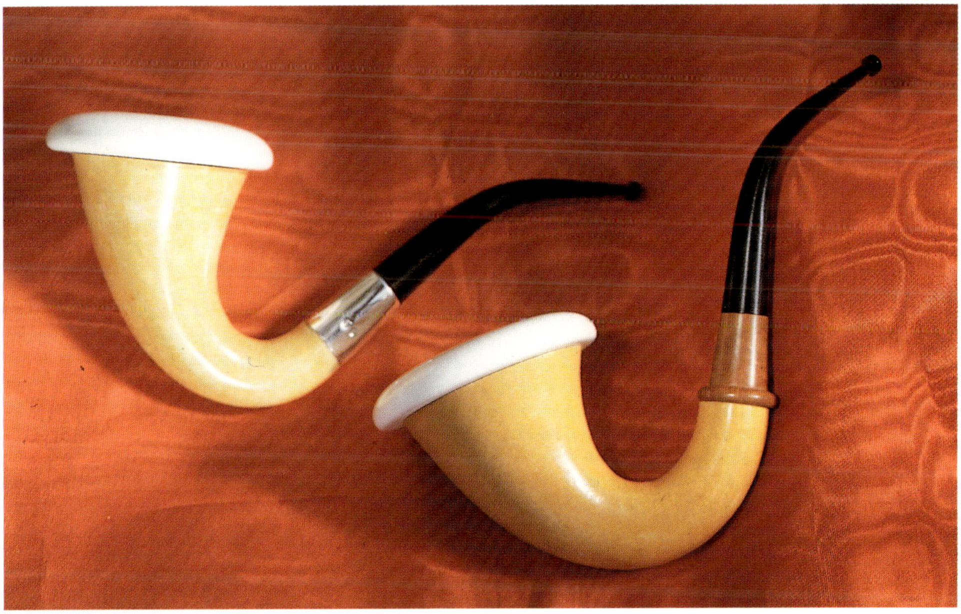

Calabash-Pfeifen von A. Bauer

Tschechoslowakei
Bohémia. Preiswerte Mutz- und Gesteckpfeifen.

USA
Dr. Grabow. Bruyèrepfeifen.
Kaywoodie-Pipes Inc. Bruyèrepfeifen.
Paul Fisher Meerschaum F. Meerschaumpfeifen.
Pioneer Meerschaum Company. Meerschaumpfeifen.
Medico. Bruyèrepfeifen.
Missouri Meerschaum Company. Corn-Cob-Pfeifen.

Pfeifenmacher

Wollte ich die Länder, in denen Pfeifenmacher tätig sind, alphabetisch ordnen, müßte ich mit der Bundesrepublik Deutschland beginnen. Weil aber die Wiege des modernen Pfeifenmacher-Handwerks in Dänemark liegt, wo Sixten Ivarsson kurz nach dem Zweiten Weltkrieg den Anfang wagte, ist es recht und billig, mit dem Land der Pioniere zu beginnen.
Ganz bewußt möchte ich auf ein Werturteil über die in aller Welt verstreuten Pfeifenmacher verzichten, denn die Geschmäcker sind von Land zu Land sehr unterschiedlich. Jeder einzelne hat seine eigene Geschichte, auf die ich im Rahmen dieses Kapitels nicht eingehen kann, darüber könnte man sicher ein besonderes Buch verfassen. Die Grenzen zwischen Pfeifenmacher und Serienhersteller sind oft fließend, das trifft besonders für die Dänen zu. Die Einordnung war daher nicht immer ganz einfach. Typische Beispiele sind W. Ø. Larsen und Karl Erik, beide exzellente Pfeifenmacher, aber bei dem Umfang ihres Lieferprogramms schon fast Serienhersteller. Die Auflistung kann keinen Anspruch auf Vollständigkeit erheben, weil ständig neue Leute dazukommen und alte abtreten.

Dänemark
Swend Bang
Bögelund
Emil Chonowitsch (Vater)
Jess Chonowitsch (Sohn)
Tom Eltang
Karl Erik
Poul Hansen
Peter Hedegard
Poul Ilsted
Sixten Ivarsson (Vater)
Lars Ivarsson (Sohn)
W. Ø. Larsen
Anne Julie Rasmussen
Kai Rasmussen

Bundesrepublik Deutschland
Rainer Barbi
Ingo Garbe (erster Pfeifenmacher in Deutschland)
Karl-Heinz Joura
Günter Kittner
Reiner Klein
Otto Pollner (Pfeifendrechsler)
Bertram Safferling
Julian Schaefer (Juls)

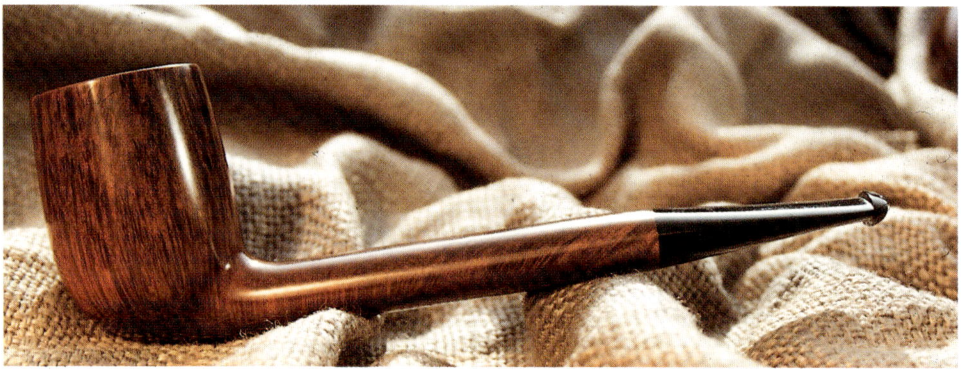

Bruyèrepfeife von Ingo Garbe

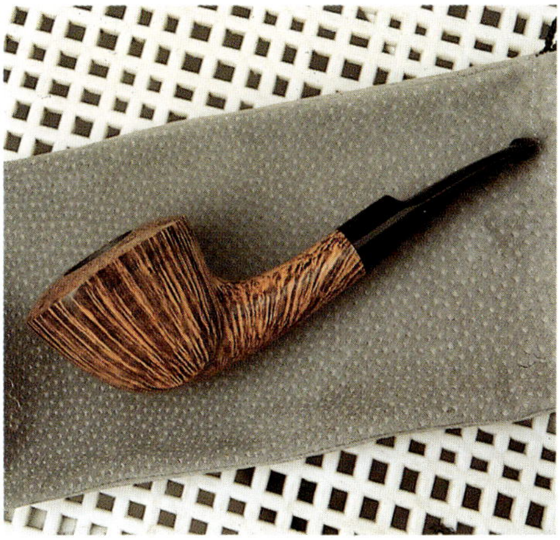

Straight Grain von Peter Matzhold

Frankreich
Pierre Morel
Roger Vincent (Pfeifenschnitzer)

Italien
Baldo Baldi
Guido Giancarlo
Carlo Scotti (Castello)
Mastro de Paya

Österreich
Peter Matzhold
Franz G. Szabo

USA
In den Vereinigten Staaten gibt es inzwischen eine ganze Reihe von Pfeifenmachern, die ich unmöglich alle auflisten kann, zumal mir die Qualität ihrer Produkte unbekannt ist. Stellvertretend will ich zwei nennen:
Steve Anderson
Elliott Nachwalter

UdSSR
Walentin Adrejitsch Kisseljow

Schweden
Bo Nordh
Björn Sweden

Adressen für Pfeifenraucher

Ein ausgeprägtes Geselligkeitsbedürfnis unter gleichgesinnten Rauchern findet man in erster Linie bei Anhängern der Pfeife. Wer Kontakte sucht oder sich mit anderen Pfeifenfreunden zu einer »Runde« organisieren will, sollte sich zunächst einmal an den Verband deutscher Pfeifenraucher wenden. Man wird ihm von dort aus gern ein Verzeichnis der zahlreichen Raucher-Clubs zusenden, die es inzwischen im Bundesgebiet gibt. Eventuell ist eine Vereinsgründung überflüssig, weil in der Nähe bereits ein Club existiert.
Weil ständig neue Vereine gegründet werden, hier nur drei Anschriften:

Verband Deutscher Pfeifenraucher e. V. (VDP.)
Geschäftsstelle: Udo Schäfer, Glockengasse, 5309 Meckenheim, Tel.: 0 22 25/1 40 06.
Über den Dachverband können auch die Adressen ausländischer Raucherclubs beziehungsweise der Dachverbände erfragt werden.

Tabakforum, Rheinallee, 5200 Bonn 2 (Bad Godesberg).
Informationszentrum für Pfeifenraucher. Dieses Institut wird von der Tabakwirtschaft getragen und wählt alljährlich den »Pfeifenraucher des Jahres«.

Académie internationale de la Pipe, Via del Chiostro 1–3, I-21026 Gavirate/Italien
Internationale Experten-Vereinigung zur Förderung des Pfeiferauchens.

Pipe Club, Tips und Unterhaltung für Pfeifenfreunde. Mainzer Verlagsanstalt, Pressehaus, Postfach 31 20, 6500 Mainz, Tel.: 0 61 31/ 1 44-1.
Erscheint vierteljährlich.

Ermuri-Kurier. Erscheint vierteljährlich und wird nur in Ermuri-Fachgeschäften kostenlos verteilt.

Radford's News
Internationales Magazin für Pfeifenfreunde.
Erscheint vierteljährig, Verteilung im Fachhandel.

Verwendete und weiterführende Literatur

H. Aschenbrenner, *Tabak von A–Z.* Cop. R. Brinkmann GmbH, Bremen 1966

H. Aschenbrenner/G. Stahl, *Handbuch des Tabakhandels.* Oldenburg Verlag 1950

H. Assaël, *Der Orienttabak.* Edition Roulet, Carouge-Genève 1972

A. P. Bastien, *Von der Schönheit der Pfeife.* Heyne Verlag, München 1976

H. Behrens/H. Frickert, *Mit vollem Genuß Pfeife rauchen.* FALKEN Verlag, Niedernhausen 1983

A. Dunhill, *Das Pfeifenbuch.* Heyne Verlag, München 1969

C. Ehwa, *The Book of Pipes and Tobacco.* Randon-House, New York, 1974

A. Haeberle, *Die berühmten Ulmer Maserpfeifenköpfe.* Verlag Otto Wirth, Amberg 1950

H. Hochrain, *Das ABC des Pfeifenrauchers.* Heyne Verlag, München 1977

W. Hufnagel, *Pfeife rauchen.* FALKEN Verlag, Niedernhausen 1983

H. Knoppe, *Handbuch des Drechslerhandwerks.* Verlag F. E. Steiger, Leipzig 1983

C. R. Pfeifenfabrik A. Manger, *Auf den Spuren des Tabaks.* Selbstverlag, Wollbach b. Bad Neustadt 1984

B. Papaport, *Antique Pipes.* Schiffer Publishing Ltd., Exton/Pennsylvania 1979

Cop. R. Richard/C. Hacker/Ed. Autumngold, *The ultimative Pipebook.* Beverly Hills/California

Von der Leidenschaft des Pfeiferauchens. Univers Verlag, Bielefeld 1984

Tabakbau in Deutschland. Pfälzische Verlagsanstalt, Neustadt/Weinstraße 1976

Register